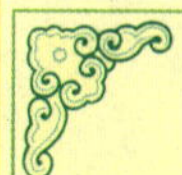

国医绝学百日通

一用就灵的中医保健操

李玉波　翟志光　袁香桃◎主编

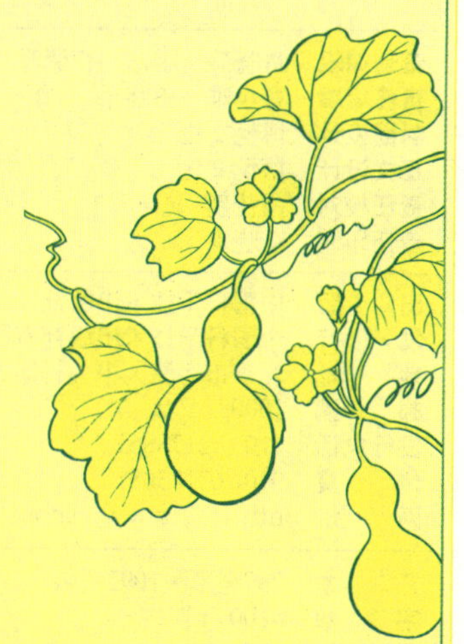

中国科学技术出版社

·北　京·

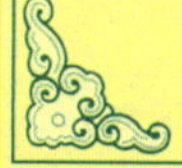

图书在版编目（CIP）数据

一用就灵的中医保健操 / 李玉波，翟志光，袁香桃主编. -- 北京：中国科学技术出版社，2025.2
（国医绝学百日通）
ISBN 978-7-5236-0766-4

Ⅰ. ①一… Ⅱ. ①李… ②翟… ③袁… Ⅲ. ①保健操－中医疗法－基本知识 Ⅳ. ①R247.3

中国国家版本馆CIP数据核字（2024）第098694号

策划编辑　符晓静　李洁　卢紫晔
责任编辑　曹小雅　王晓平
封面设计　博悦文化
正文设计　博悦文化
责任校对　吕传新
责任印制　李晓霖

出　　版　中国科学技术出版社
发　　行　中国科学技术出版社有限公司
地　　址　北京市海淀区中关村南大街 16 号
邮　　编　100081
发行电话　010-62173865
传　　真　010-62173081
网　　址　http：//www.cspbooks.com.cn

开　　本　787毫米×1092毫米　1/32
字　　数　4100千字
印　　张　123
版　　次　2025 年 2 月第 1 版
印　　次　2025 年 2 月第 1 次印刷
印　　刷　小森印刷（天津）有限公司
书　　号　ISBN 978-7-5236-0766-4 / R · 3282
定　　价　615.00元（全41册）

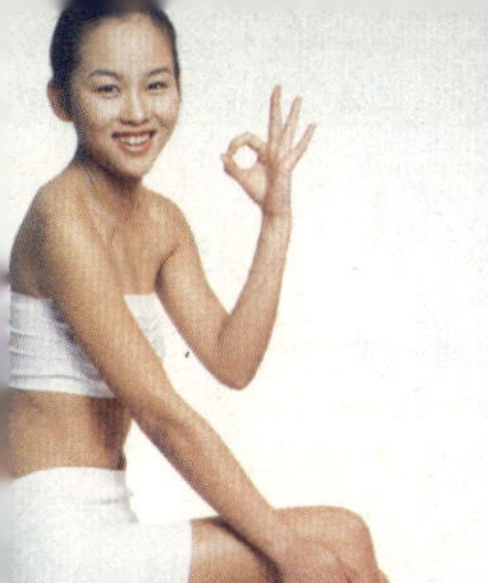

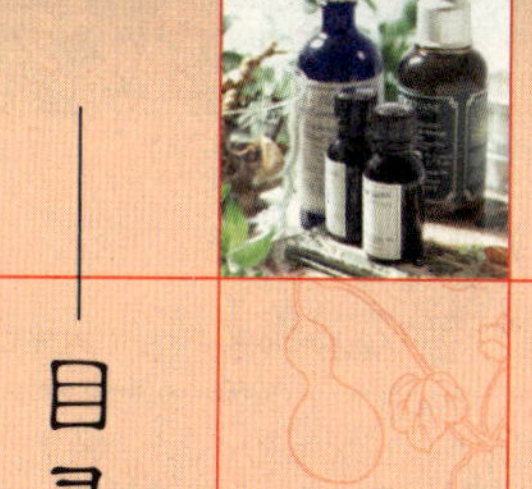

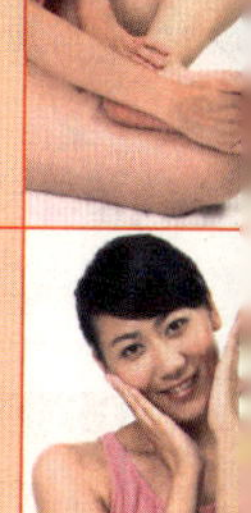

目录

第一章 从头到脚保健康——全身各部位按摩养生操

第二章 特效穴位与经络按摩养生操

第三章　简单易做的养生手操

第四章　中医力荐的防病保健养生操

附录

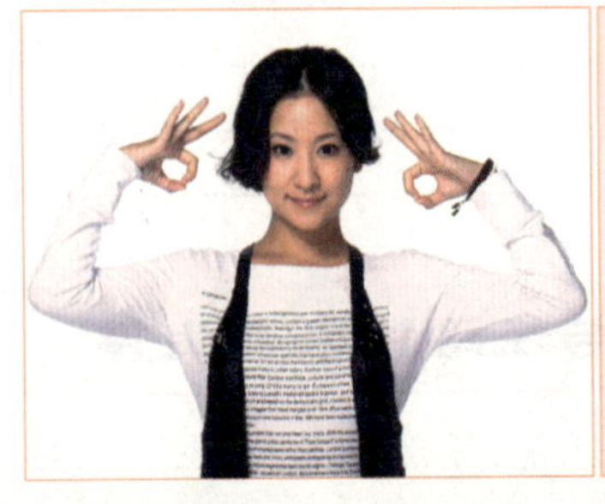

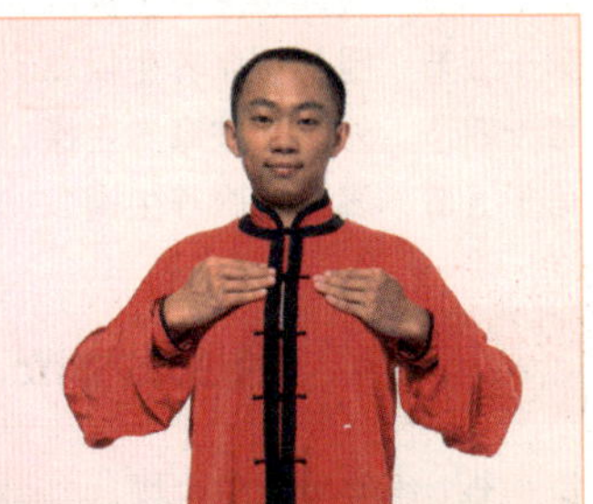

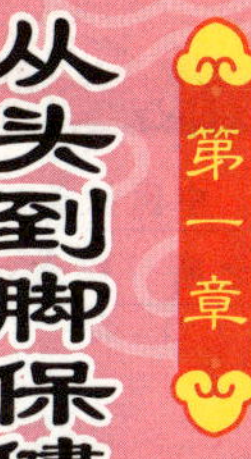

第一章 从头到脚保健康——全身各部位按摩养生操

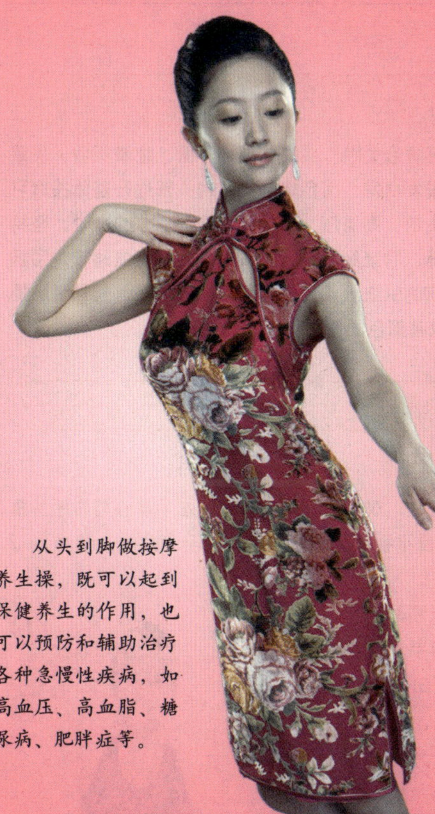

从头到脚做按摩养生操，既可以起到保健养生的作用，也可以预防和辅助治疗各种急慢性疾病，如高血压、高血脂、糖尿病、肥胖症等。

第一节　头部按摩养生操

中医认为，头为诸阳之会，为神明之府，百脉所通，为生命要枢之所。经常对头部进行按摩对人体健康大有裨益。

养生功效

对头部进行局部按摩可防治失眠、头痛、精神不振、眩晕头昏、失眠多梦、耳鸣、神经衰弱、脱发白发、面色晦暗等；对头部进行整体按摩可防治肢体瘫痪麻木、耳聋失语、高血压、面神经麻痹等。总的来说，坚持对头部进行按摩，可使督脉、膀胱经等循行于头部的经络气血通畅，活跃大脑的血液循环，增加大脑的供血量，促进神经系统的兴奋，起到清脑提神、强身健体、乌秀发、改善面色的作用。

动作详解

□养生操一

1.预备式。取坐位，腰脊挺直，双脚打开与肩同宽，左手掌心与右手背重叠，轻轻放在小腹部，双目平视微闭，呼吸调匀，全身放松，静坐1～2分钟。

2.开天门。双手拇指指腹以顺时针方向揉按太阳穴5～10圈，把两手食指侧面置于两眉间的印堂穴，自印堂穴向上平抹到前发际处的神庭穴，两手食指轮流进行。两食指侧面用力要均匀一致，和缓有力，反复操作5～10次。然后直推至头维穴，揉按头维穴5～10圈（图①）。

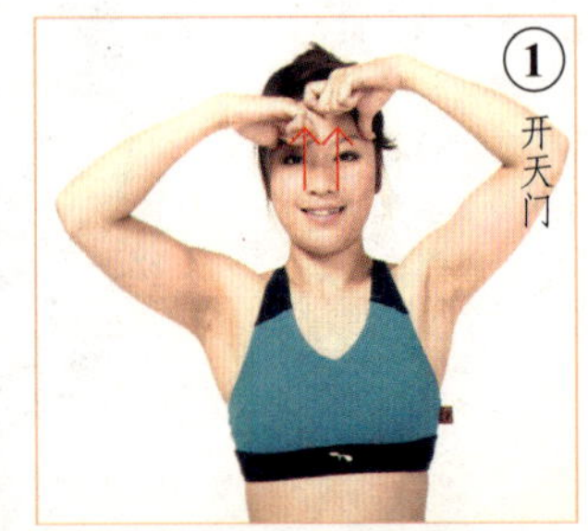

3.**搓掌浴面**。先将两手搓热，用两手食指、中指、无名指、小拇指（或手掌）由额部正中线同时向左右擦动，至额侧向下擦面颊部。反复操作5～10次（图②）。

4.**按揉百会**。将右手中指及食指指腹放在头顶百会穴上，适当用力按揉约1分钟（图③）。

5.**推揉足太阳**。用拇指和食指指腹捏压脑后的天柱穴，捏一下，松一下，反复操作5～10次，以有酸胀感为度，

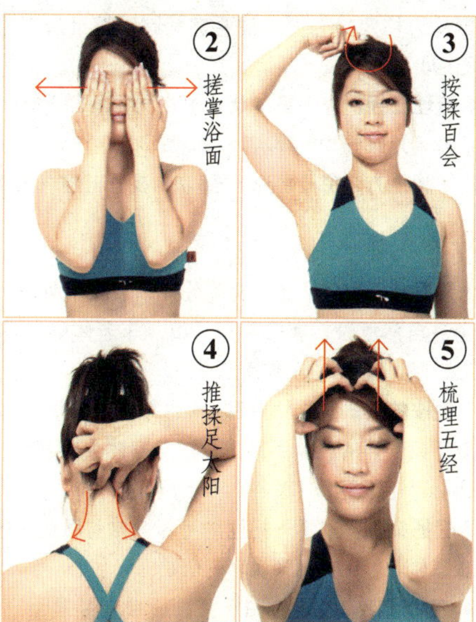

国医小课堂

头部三穴点按法

三穴点按法不受时间、场地限制，且简单易学。**三穴指的是百会、风池和天柱3个穴位。**对这3个穴位进行按摩，可有效缓解因长时间看书学习产生的头脑发胀、头昏眼花等症状。具体操作如下：

1.将脊背挺直，身体端坐。

2.将两手手指插合在一起，把手掌放在后脑勺上，下颏抬起，头向后仰，使手掌稍感吃力。

3.将两手拇指放在两侧天柱穴上，以指腹突然压下，约5秒后再突然松开，松开约3秒后，再重复上述动作，反复做5～10次。

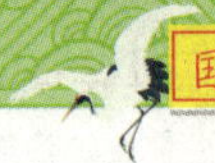

再从天柱穴向下沿颈椎两侧膀胱经擦至肩部。反复操作5～10次（上页图④）。

6.**梳理五经**。双手呈爪状，放在同侧眉部上方，适当用力从前额梳推至头后部，连续做10～15次（上页图⑤）。

以上方法每日早晚各做1次，操作前应将面部和双手洗净。

□养生操二

1.**预备式**。正身站立，两脚分开，双膝稍曲，头正项直，两眼平视前方，全身自然放松，意守腹部丹田。年老体弱者可改用坐式，自然呼吸，鼻吸口呼，要求均匀和缓。

2.**轻按前额**。入静放松后，双手缓缓上提，两掌心轻按前额，经鼻口轻擦至下颌，再转向头后颈部，往上擦过头顶至前额。共按36次，首次宜轻，以后可逐渐用力（图⑥）。

3.**轻抓头皮**。双手十指屈成弓形，自前额发际开始，经头顶先后至颈后为止，依此顺序共抓36次（图⑦）。

4.**按后颈部**。两掌心贴于头面，自前额擦至下颌后，再翻向后颈部，复经头顶再至前额止。共按36次，先重后轻（图⑧）。

5.**轻梳头**。收功时宜用齿疏圆滑的木梳轻梳头发，可按本人所需发型梳理。梳时呼吸均匀、动作柔和（图⑨）。

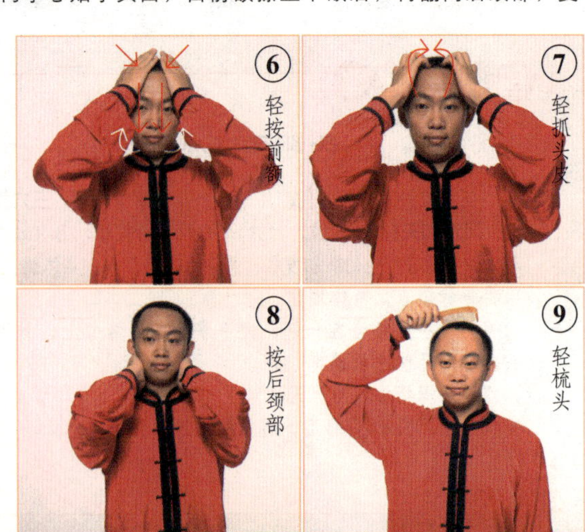

第二节 眼部按摩养生操

中医认为："目者，五脏六腑之精也，营卫魂魄之所常营也，神气之所生也。"眼部按摩养生操主要是通过按摩疏通眼部的经络，以达到保健眼部的作用。

养生功效

经常练习本操对保护眼睛非常有益，可使眼睛气血畅通，消除眼部疲劳，改善视力，还能防治头晕头痛、头目昏花、弱视、近视、斜视、老花眼等病症。除此之外，经常练习还有清肝明目、提神醒脑的作用。

动作详解

□养生操一

1.**推抹双柳**。以两手食指侧面推揉双侧攒竹穴，再以食指自攒竹穴沿眉弓自内向外，经鱼腰穴至眉梢丝竹空穴止，推而抹之，循环眉弓毛发之中，由内向外缓慢推抹，双拇指同时着力，反复操作5～10次（图①）。

2.**捏抹眉目**。双目闭合，以两手拇指、食指指腹对捏眉部，自印堂穴向丝竹空穴方向按摩，以感到酸胀为度；再以两手虚握，拇指按压两侧太阳

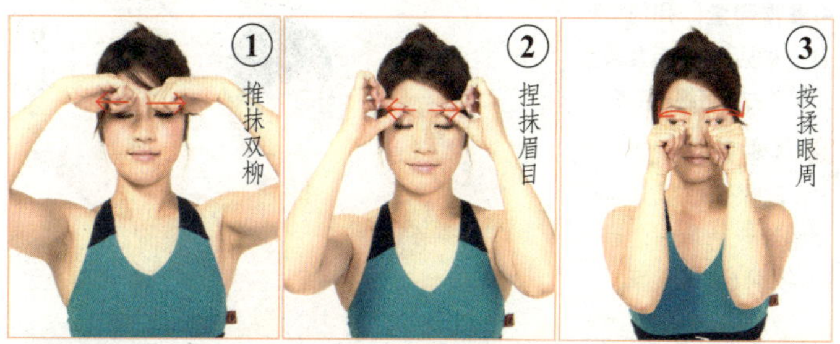

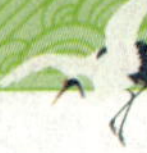

穴，食指屈曲，用食指内侧缘由眉内端刮抹至太阳穴；再刮抹眼球及眼眶下部，方向仍由内向外至太阳穴，反复操作5～10次（上页图②）。

3.**按揉眼周**。两手握空拳，拇指关节略屈曲，以凸起的关节部位在眼周穴位做环形按揉。穴位顺序为：睛明、承泣、四白、太阳、丝竹空、鱼腰，由里向外，轻重适宜，每穴按揉30秒。反复操作3～5次，至眼部有热胀感即可（上页图③）。

注意事项 以上操作完成后要闭目休息片刻。

养生操二

1.**转动眼睛**。首先两眼以顺时针方向转动4～5次，然后逆时针方向转动4～5次，接着平视2分钟，再按原方法转动双眼。每组做2～3次。可改善视力，缓解精神压力。

2.**轻擦眼皮**。眼睛轻闭，用拇指指腹轻擦眼皮20次，左右交换轻擦。然后摩擦双手，直至发热为止，用双掌盖住眼睛，用热量加速眼睛周围的血液循环。放下双掌，用手指沿眼睛周围由内向外打圈按摩，力度要轻（图④、图⑤）。

3.**按揉太阳**。用拇指指腹按揉太阳穴，向前方揉动20次，接着向后方揉动20次（图⑥）。

4.**拿捏印堂**。用拇指和食指拿捏印堂，反复操作10次左右。可缓解头痛。

注意事项 放松精神，眼睛平视前方，尽量望向绿色的地方，远望2～3分钟后开始按摩。

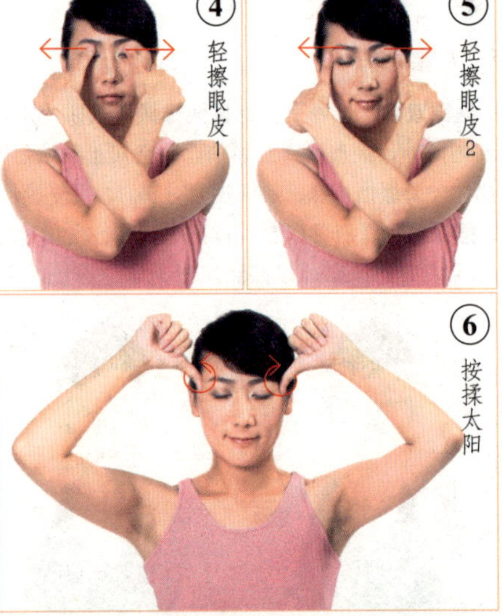

第三节　鼻部按摩养生操

鼻为清道，肺之外窍，呼吸之门户。阳明之脉，入耳络鼻。鼻部养生操主要是通过手指的按摩作用，机械地刺激鼻部血管，使其扩张，加快血流，以供给鼻部更多的营养，使鼻部的抵抗力增强。

养生功效

本养生操可增强肺部的抗病能力，增强其宣统气机的功能。还可防治感冒流涕、鼻塞不通、鼻衄、鼻渊、失嗅等症状，有灵敏嗅觉、宣肺通气的功效。

动作详解

□养生操一

1.**揉捏鼻部**。用手指在鼻梁两侧自上而下反复揉捏1分钟，轻轻点按迎香穴及周边部位各1分钟。以局部产生酸胀感为度（图①）。

2.**推按经穴**。用食指指腹点揉印堂1分钟，然后用食指指腹从前额分别推抹到两侧太阳穴处，反复操作1分钟。最后点按素髎穴、禾髎穴、水沟穴，用力适当，每个穴位按揉1分钟（图②）。

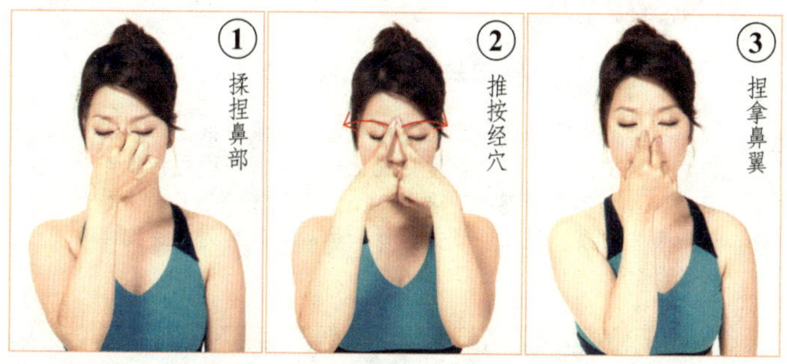

3.**捏拿鼻翼**。食指指尖放在鼻尖处，拇指、中指放在鼻翼两侧，捏拿鼻翼。注意调整呼吸，防止憋气。捏拿3~5分钟，直至有鼻涕流出即可（上页图③）。

以上方法每日早晚各做1次，操作前应将面部和双手洗净。

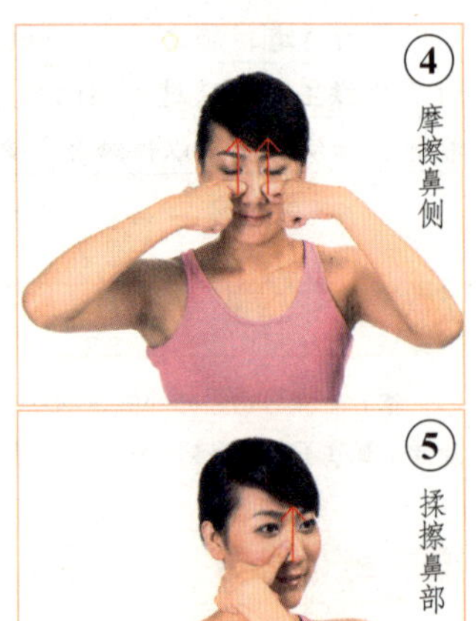

注意事项 做鼻部养生操应选择在空气清新的地方，有风时应站在背风处，天气不好时可在室内进行，打开窗户通风换气，时间以早晨起床时最好。按摩的动作要轻、要柔和，不可用力重压，以免损伤鼻黏膜。鼻部有疖肿、疮、出血时，不宜做鼻部按摩，以免加重病情。

养生操二

1.**准备式**。将两手握成拳，食指弯曲，放于鼻翼两测。

2.**摩擦鼻侧**。用食指背面沿着鼻梁骨，从鼻翼到鼻根部，由下到上反复推擦30次（图④）。

3.**揉擦鼻部**。接着用拇指指腹快速揉擦鼻根、鼻尖、鼻端及人中（图⑤）。

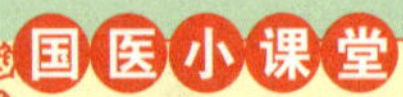

鼻部按摩的“点”法

所谓点法即点按迎香穴：全身放松，舌尖抵上腭，凝神调息，气归丹田。双手慢慢托气上行，将双手中指指尖点于迎香穴，待有酸胀感后，再顺时针、逆时针各按6~12次，以迎香穴发酸、发胀、发热为度；然后用同样的方法按揉鼻翼两侧。

第四节　唇齿部按摩养生操

唇是做出各种表情的关键部位，健康的唇润泽、紧致、饱满，是人体健康的标志之一。如何才能让唇齿更健康呢？每天坚持做唇齿部按摩养生操，就可以达到这一目的。

养生功效

可刺激口轮匝肌，以及面颊深层的肌肉，促进唇部的血液循环，使肌肉恢复弹性，起到改善面部松弛、提拉嘴角的作用，使唇色变得自然红润。

动作详解

1.上下轻叩、左右摩擦牙齿20次（图①、图②）。
2.咬紧牙关，鼓起两腮，坚持30秒。但切记，若口内有异物，一定要清理干净。
3.松弛两腮后，再反复操作2～3次。
4.操作完成后，可用手轻拍两颊，这样做可加速血液流通，有助于减缓面部肌肤的压力（图③）。

注意事项　放松精神，轻闭口唇，稍微活动牙齿，也就是说，本养生操是上下轻叩牙齿，以及左右摩擦牙齿。

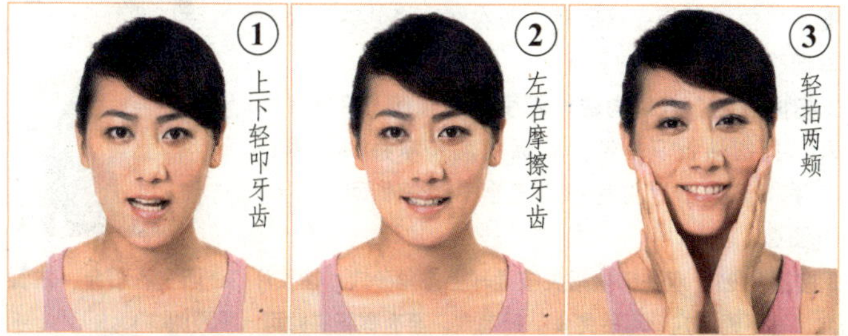

① 上下轻叩牙齿

② 左右摩擦牙齿

③ 轻拍两颊

第五节　耳部按摩养生操

人体各部位在耳郭的分布好像一个倒置的胎儿，十二经脉全都会通过耳，人体某一脏腑和部位发生病变时，会通过经络反映到耳郭相应的点上，所以有“耳为宗脉之所聚”的说法。

养生功效

经常做耳部按摩养生操能疏通经络，运行气血，调理脏腑，达到防病治病的目的。局部按摩耳部可防治耳鸣、耳聋、耳内疾患，增强听力；整体按摩耳部可防治感冒、头晕目眩、眼痛、牙痛、半身不遂、面瘫等症。另外，肾主水，在窍为耳，是全身经络汇集之处。

动作详解

□养生操一

1.**按摩耳轮**。以食指贴耳郭内层，拇指贴耳郭外层，相对捏揉。如果发觉痛点或结带等不舒服处，表示对应的器官或肢体的健康可能出现了问题，多捏揉可使症状好转。每次做2～5分钟，以耳部感到发热为止（图①）。

① 按摩耳轮

2.**扫擦少阳**。双臂内屈，两手自然伸直，四指贴耳，拇指端抵耳垂部，前后摆腕带掌移动，用双手将耳朵由后向前扫，直至有热感即可（下页图②）。

3.**按揉角孙**。双手拇指指尖按揉耳上方角孙穴，按揉耳门、听宫、听会、曲鬓穴，耳下翳风穴，耳后完骨、风池穴，至有酸胀感即可（下页图③）。

4.掐扯耳郭。按压15～20下后，用两手拇指、食指或中指夹捏外耳前后、上下拉捋各6次（图④）。

5.鸣敲天鼓。两手掌心紧按两耳外耳道，两手的食指、中指和无名指分别轻轻敲击脑后枕骨，共60下。然后掌心掩按外耳道，手指紧按脑后，枕骨不动，再骤然抬离，使得耳中有放炮样声响，如此连续开闭放响9次（图⑤）。

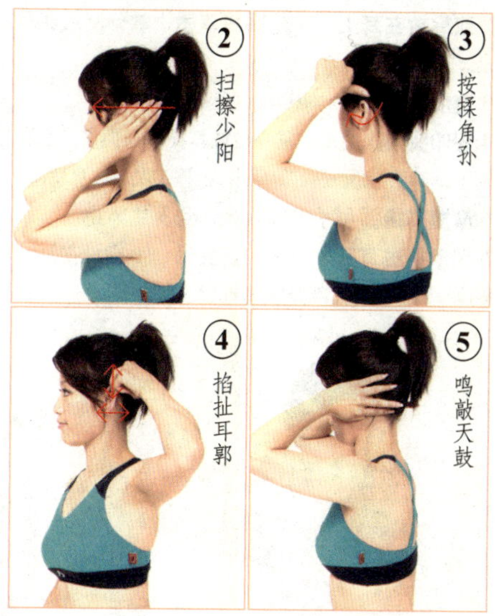

□养生操二

1.下拉耳垂法。先将耳垂揉捏、搓热，向下拉15～20次。耳垂处的穴位反射区有头、额、眼、舌、牙、面颊等。

2.按压耳窝。先按压外耳道开口边的凹陷处，此处有心、肺、气管、三焦等反射区，按压15～20次，到明显发热、发烫为止；按压上边的凹陷处，此处有脾、胃、肝、胆、大肠、小肠、肾、膀胱等反射区，同样来回摩擦、按压15～20次。

3.用食指和中指沿着下耳根向上耳根推。中指放在耳前，食指放在耳后，两手指都要用劲向上推40～50次。推后不仅耳部发热，面部、头部也有明显发热的感觉，这对健脑和治疗头昏、神经衰弱、头痛、耳鸣等都有非常好的疗效。

□养生操三

1.擦热掌心。身体放松，将双手掌心摩擦至热（下页图⑥）。

2.**双掌放在耳上**。搓热后将双手手掌分别放在耳上，坚持约30秒（图⑦）。

3.**速度**。反复操作20次，但速度要快。

4.**轻叩头顶**。用双手掌心捂住耳孔，拇指按住后脑部，其余四指反复轻叩头顶，操作20次，休息1次。

5.**摩擦耳缘**。用手摩擦耳缘，到发热为止。

6.**用手插进耳孔**。力度一定要轻，手指放在耳孔内，转动手指，接着快速抽出手指（图⑧）。

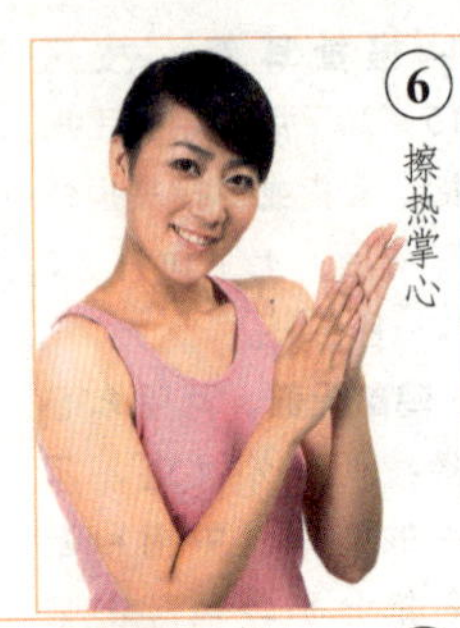
⑥ 擦热掌心

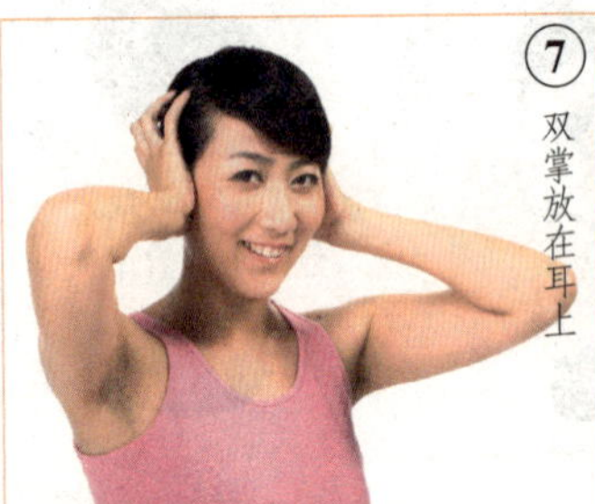
⑦ 双掌放在耳上

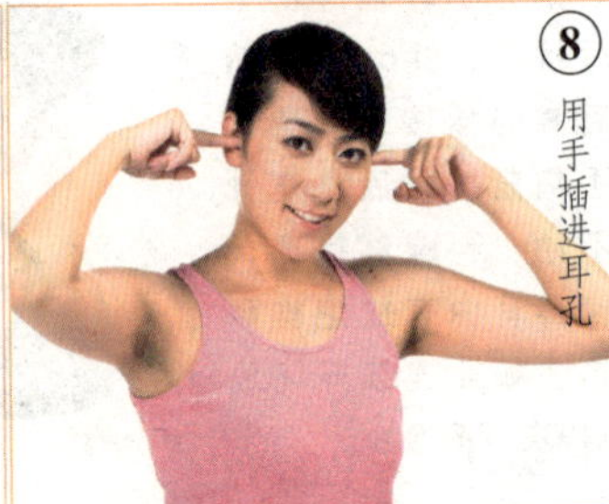
⑧ 用手插进耳孔

国医小课堂

耳部按摩养生操的作用

耳部按摩养生操可在每天睡觉前和起床后各做1次，不但方法很简单，而且还能起到保健及治病的作用。

◎对于肾虚、尿频、夜尿多及患有前列腺炎、阳痿的患者来说，只要长期坚持耳部按摩，几个月后都可以见到明显的效果。

◎对患有遗尿症、哮喘等体弱多病的孩子，家长每晚在孩子睡觉前给其按摩双耳，就可以治疗这些疾病，并能增强孩子的体质，但这需要家长有耐心，要长时间坚持。

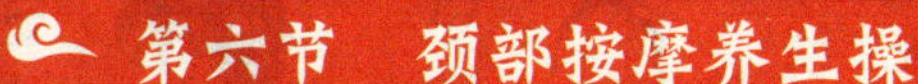

第六节　颈部按摩养生操

颈者，头之茎，上连头颅，下接胸廓，手足三阳经，任脉行于颈前，督脉循于项后，手、足三阳经并行两侧，故一旦受损，诸变百出。颈项部上承头脑诸官，下连胸部脏腑，旁接肩臂双肢，内含咽喉诸道，为呼吸、饮食之关口，故宜开放通畅，忌闭塞阻滞。

养生功效

本养生操可使颈项轻松、咽喉通利，可防治咽喉肿痛、气喘呃逆、咳嗽呕吐、声音嘶哑、语言不清、颈项强直、颈椎病及因颈椎病引起的头痛眩晕、肢体麻木等症。

动作详解

□养生操一

1.**拿揉颈前**。手呈虚掌，食指贴于颈部，拇指按揉廉泉穴，中指略屈如钩形，揉天突穴，以颈部麻胀为度；再以单手沿颈双侧，以咽喉部为主，沿经络自上而下拿揉人迎、水突、气舍、扶突、天鼎等穴（图①）。

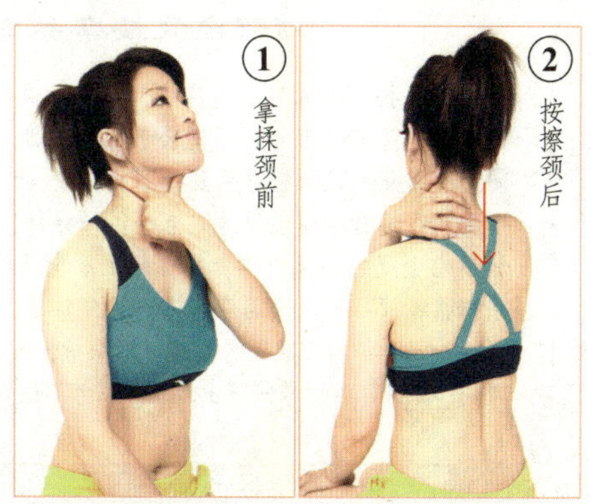

2.**按擦颈后**。手指伸向头后侧，以食指、中指着力，其余手指协随，沿颈椎棘突自风府穴向下以螺旋式揉按至大椎

穴；用右手掌五指合拢至后颈，大鱼际紧贴大椎穴位置，沿顺时针方向用力旋转按摩25次，然后换用左手沿逆时针方向用力旋转按摩25次，双手交替按摩2～3次，以产生热感为佳（上页图②）。

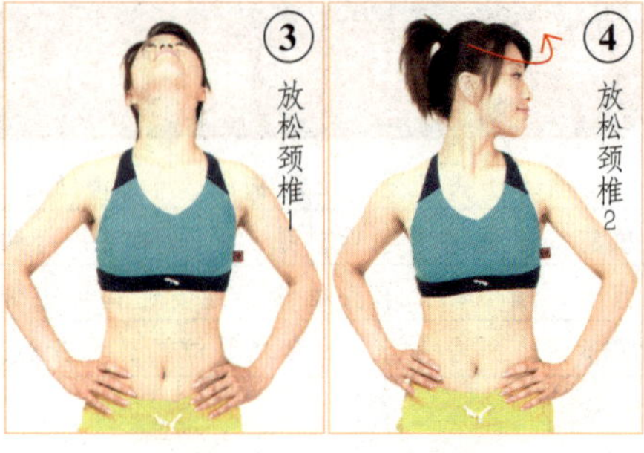

3.**放松颈椎**。放松颈椎即指身正气静、颈项放松，头部做最大限度地前后左右屈伸、旋转（图③、图④）。注意做此运动时，速度宜缓，颈项放松，不可憋气硬伸。

养生操二

1.**确定穴位**。确定3个穴位，首先是大椎穴，颈后高骨即是；其次是风府穴，在耳与颈后发际连线处，最后是颈椎发际上一寸的天柱穴。在3个穴位上，用拇指先轻压，逐渐用力，穴位酸胀感明显后停止。

2.**轻压穴位**。一般一个穴位按压30～60秒。每日早晚各按1次。

国医小课堂

颈部自我按摩养生操

自我按摩颈部可以改善肩、颈部血液微循环，缓解软组织紧张，消除肌肉疲劳，很适合教师及长期从事伏案工作的人群使用。常用的颈部按摩手法如下：

1.用双手拇指指腹在风池穴点按1～2分钟。

2.用左手或右手拇指和食指自颈后拿捏颈椎两旁肌肉，或用双手拇指指腹揉按颈椎两旁肌肉2～3分钟。

3.将一只手经前方放至肩上部，用手指指腹揉按或拿捏肩上部肌肉2～3分钟，再用掌侧叩击。颈部疲劳不适时，可随时按摩。

第七节 手部按摩养生操

手是人活动较多的部位，为谋生子官。既有手三阳经、手三阴经及其穴位的循行与分布，又有众多经外奇穴的分布，因而刺激手上穴位能疏通手三阴经、三阳经脉，使手臂及内脏气血调和。

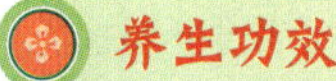

养生功效

本养生操可刺激手及手臂的血液循环，防治手指麻木、发冷、上肢瘫痪、肩周炎、牙痛、面瘫及心脏病等症。

动作详解

1.**摩手通经**。两手合掌，双手相互用力搓擦至发热，然后两手直向交替搓擦手背，最后弧形摩擦作洗手状，以两手红润发热为度（图①）。

2.**搓擦手穴**。一手握拳，攥住另一手手腕，来回转动被握手腕以搓擦腕周的太渊、大陵、神门、阳溪、阳池、阳谷等穴，以手腕发热为度；再循指端以拇指按手指顺序掐揉商阳、中冲、关冲、少泽等穴；最后双手手指相对，用力掐按十宣穴。双手交替进行（图②）。

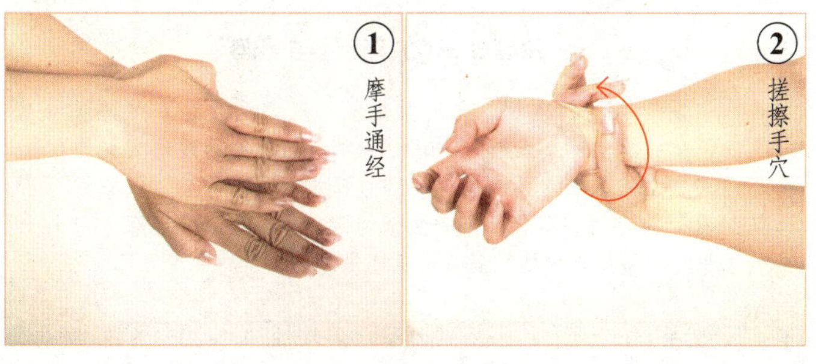

① 摩手通经

② 搓擦手穴

3.**舒经理指**。双手相互用力逐指拔捋5下，再握住五指牵拉5下，使其指关节松动后用捻法沿指关节每节捻5下，以产生酸胀发热感为度（图③）。

4.**孔雀开屏**。双手自然放置胸前，自拇指开始，呈扇面状逐指依次用力伸展、屈曲，要求动作稳定，频率一致。各做3遍后五指同时伸展，伸至最大幅度后用力攥拳3次，松指，旋转摇动手腕（图④）。

注意事项 手部按摩养生操能调节神经系统兴奋与抑制的转换，增强呼吸系统功能，改善血液循环，能活动肩、肘关节，防治肩周炎，对下肢活动不便者也是非常好的锻炼方法。但是不宜在饥饿或饭后立即做手部按摩。按摩时，练习者要有意识地调整呼吸节律，适当深、慢呼吸。

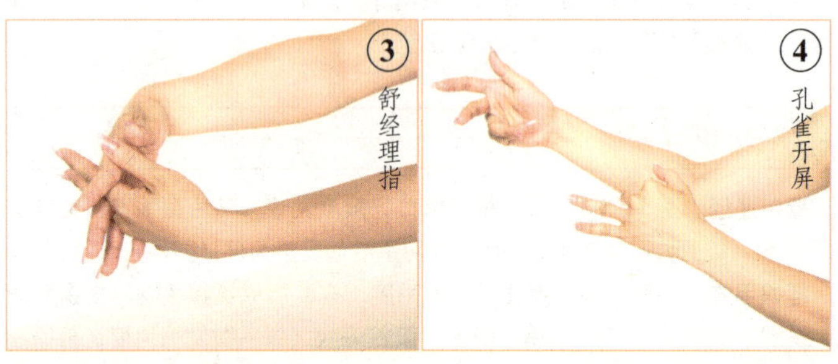

③ 舒经理指

④ 孔雀开屏

国医小课堂

按摩手法的“补”与“泻”

顺经络气血运行的方向及逆经络气血运行的方向是双手总体按摩方向的依据，采取逆经络气血运行的按摩方向为“泻”，采取顺经络气血运行的按摩方向为“补”，以补虚泻实；向心按摩为补，离心按摩为泻。也就是说，按摩方向要根据被按摩者身体的具体情况来确定。

第八节　臂部按摩养生操

手臂有肩、肘、腕3个重要关节，是人体活动范围最大的关节，为手三阴、手三阳经络循行的要道。做肩部的经络养生操，可以通经活络。

养生功效

局部按摩可防治手臂麻木、上肢瘫痪、肩周炎、网球肘等症；整体按摩可防治感冒、呕吐、胃痛、恶心、失眠、心脏病等。经常按摩，有滑利关节、温通经络的作用。

动作详解

1.**擦摩六经**。一手掌紧贴另一手腕内侧，沿臂内侧，自下向上沿手三阴经擦至肩膀腋下；再翻转手腕由肩膀转擦手臂外侧，即沿手三阳经而下擦至手背。可根据逆经为补、顺经为泻的原则进行辩证擦摩治疗，以产生温热感为度（图①、图②）。

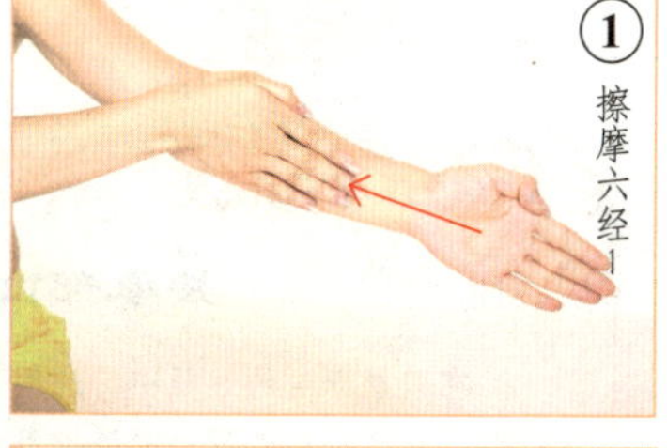

①擦摩六经1

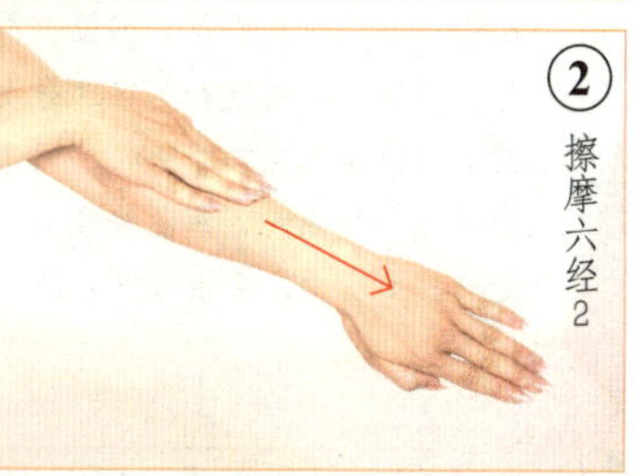

②擦摩六经2

2.**点穴通经**。以拇指指尖为主掐拿腕部太渊、列缺、阳池、大陵、内外关等穴，再揉捏肘部曲池、少海、尺泽、手三里等穴，还有肩部肩井、秉风、曲垣等穴。以产生酸麻胀感为度（下页图③）。

3.**展臂伸筋**。端坐或站立，先分别以两手中指分按于两肩端的肩穴，两臂向内旋转5圈，再向外旋转5圈（图④）；再展臂扩胸5次，肩、肘、腕三节一线，手臂尽力向外扩展，然后屈肘翻腕，做摇橹式摇动5次，最后两臂伸直，以肩为圆心，做正、反两个方向大圆圈旋转动作，此为环向展臂（图⑤）。

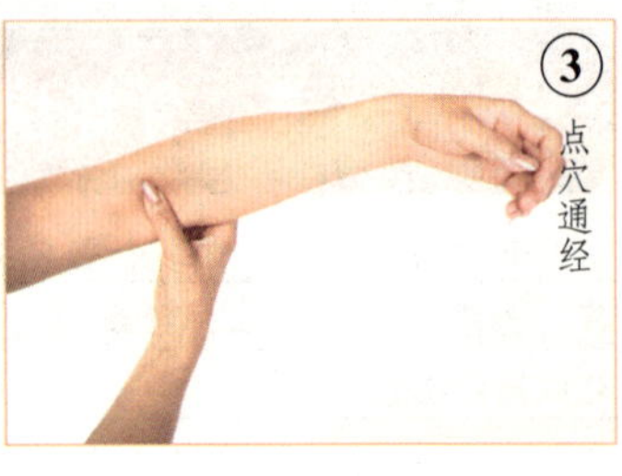

③ 点穴通经

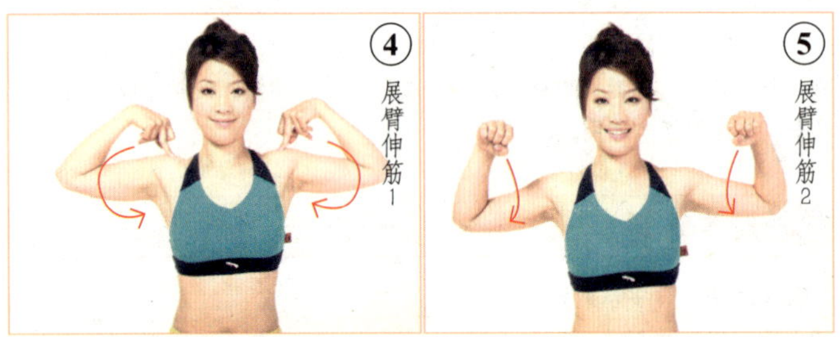

④ 展臂伸筋1

⑤ 展臂伸筋2

国医小课堂

按摩部位有先后

在按摩养生的过程中，应根据被按摩者的身体情况决定需要先按摩的主要穴位和部位，再按摩配穴及次要穴位和部位。肾、输尿管、膀胱和肺在选择反射区或反应点按摩时，这几个同名穴位是重点按摩部位。无论是治疗还是保健，一般在按摩的开始和结束时，都要按揉这几个穴位。手部按摩的顺序也不是一成不变的，在治疗中应根据具体情况灵活变通。

第九节　胸部按摩养生操

胸为心肺所居，清旷之地，司生血、呼吸之廓域，以宽扩而得利。胁为肝、脾所主，足厥阴、少阳静脉循行两胁及腋下。胸胁上承颈项，下连腰腹，效及咽喉，功涉胃肠，故胸部以疏达通运为益。

养生功效

防治胸痛胸闷、憋气咳喘、胸胁胀满、肝胃不和、心脏病、气管炎、慢性肝炎等病症，有宽胸理气、宣肺平喘、疏肝健脾等作用。

动作详解

养生操一

1.**推擦缺盆**。拇指置天突穴部位，中指、食指相对用力，以中指指腹为主着力往返推擦缺盆穴处。两手分别交替换位推擦即可，以产生酸胀感为度（图①）。

2.**按穴通络**。以各手指按揉云门、气海、膺窗、胸乡、膻中、鸠尾、期门、章门等穴，尤以膻中穴为要，可治疗胸闷、咳喘、心悸等症（图②）。

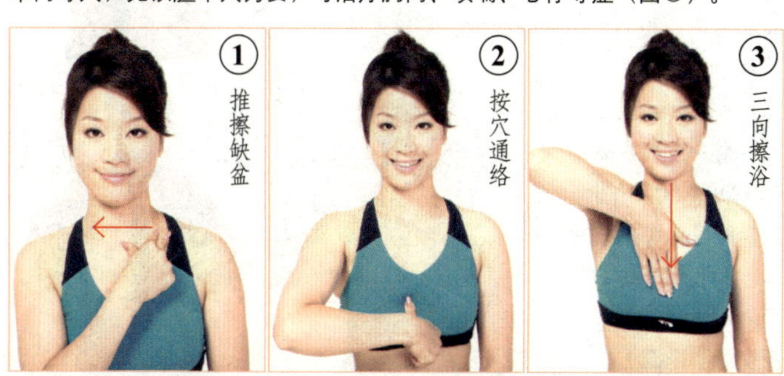

3.三向擦浴。单手或两手自然屈曲，以指腹用力，自喉部向胸腹部，由上而下做纵向直线推擦；再左右横向做直线推擦；再沿胸肋间，用手掌大鱼际处，由内向外沿肋间做斜向推擦。各做6次后换手。操作时注意调整呼吸，亦可适当配合指、掌或拳叩击胸胁部，但用力须轻柔缓慢，不可用力过度（上页图③）。

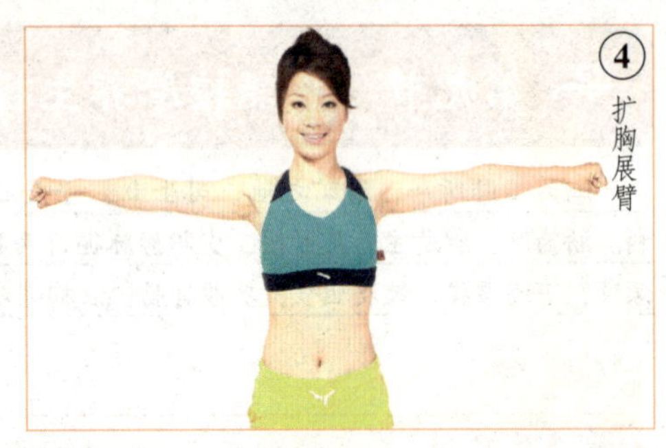
④ 扩胸展臂

4.扩胸展臂。经常做扩胸展臂，如随臂上举、外展等运动，配合呼吸节奏，可防治腰背酸痛，提高心肺功能（图④）。

养生操二

1.捶胸。站立，全身自然放松（冬天宜脱掉棉衣），双手握拳，先用左拳捶右胸（图⑤），由上至下，再由下至上。然后用右拳捶左胸。左右各200次。捶胸时动作要先慢后快，快慢适中，不要过猛。

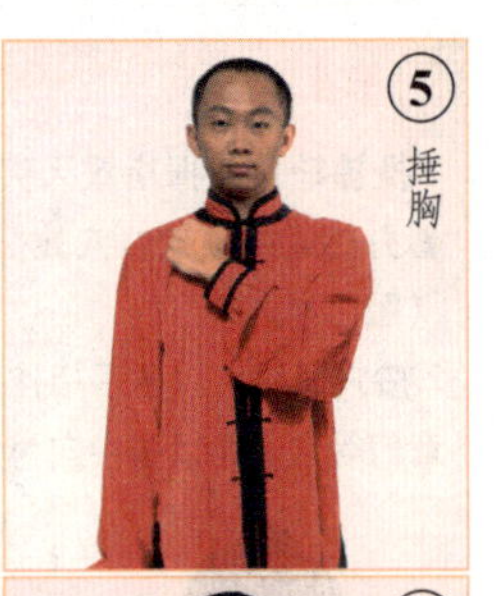
⑤ 捶胸

2.捶背。捶胸后，接着捶几下背，深呼一口气或长啸一声，更有助于呼吸吐纳。老年人可由别人同时捶背部（图⑥），效果更佳。

3.拍胸。五指并拢，手掌微屈，用掌拍击胸部。既可单手交叉拍胸，亦可双手同时拍击两侧胸部。自上而下，反复数遍（图⑦）。

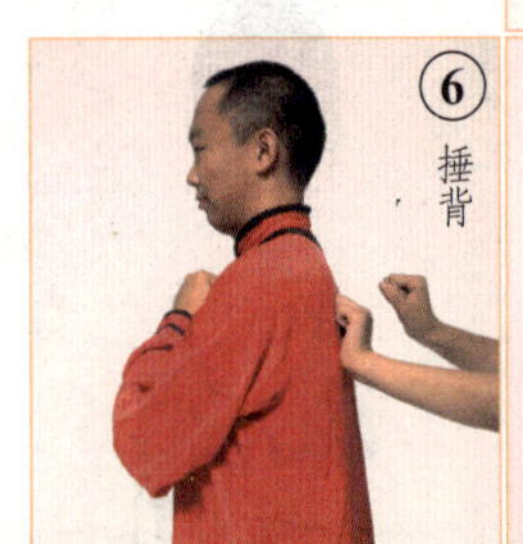
⑥ 捶背

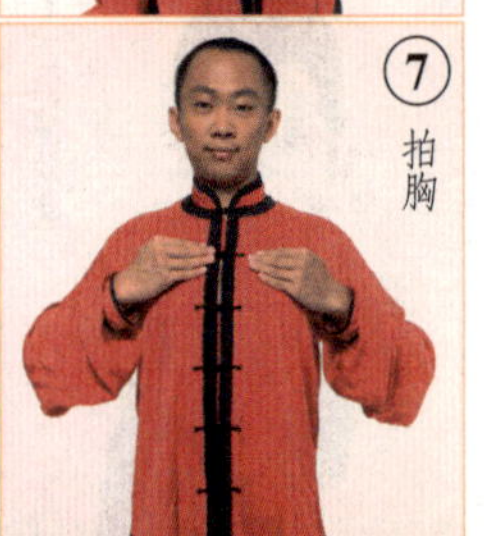
⑦ 拍胸

第十节　腹部按摩养生操

腹部为“五脏六腑之宫城，阴阳气血之发源”。腹部养生操能保健养生，通和上下，分理阴阳，去旧生新，充实五脏，驱外感之诸邪。我国唐代名医、百岁老人孙思邈曾经写道：“腹宜常摩，可去百病。”宋代文豪苏东坡善于自摩丹田养生术，并吟出“一夜丹田手自摩”的诗句。

养生功效

本养生操可防治腹泻、胃脘痛、便秘、消化不良、胃下垂、慢性肝炎、脱肛、尿潴留、阳痿、遗精及女子痛经、月经不调等病症，还具有健脾胃、疏肝气、理胞宫等作用。

动作详解

□养生操一

1.**揉摩腹部**。手掌置于腹部，做环形而有节律的抚摩，即胃脘部经脐区推擦至小腹部。若属中气下陷、胃下垂等病，则应由小腹向上推擦揉按摩。操作时，腹部放松，配合自然呼吸，不可屏气（图①）。

2.**点按神阙**。仰卧，用中指点按神阙，自感腹部胀麻即可。亦可根据需要选腹部要穴点按，如中脘、梁门、天枢、气海、关元穴等（图②）。

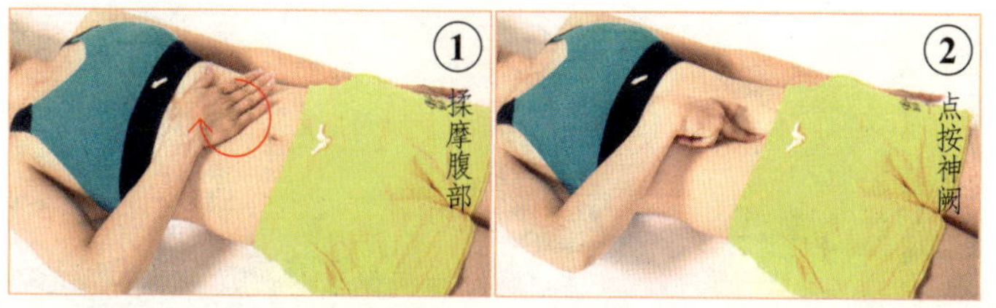

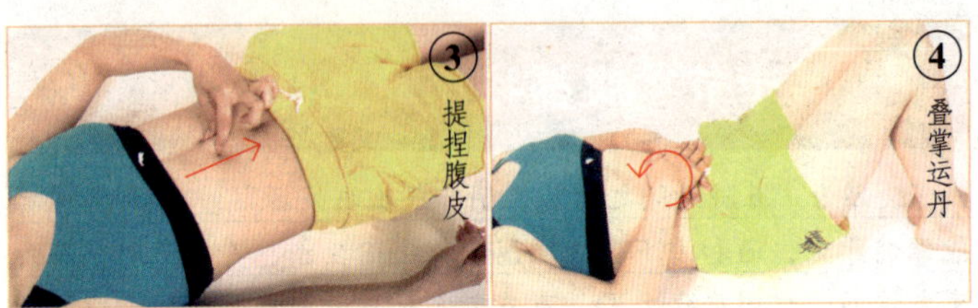

3.**提捏腹皮**。两手同时用拇指、食指、中指自鸠尾穴下沿任脉提捏至小腹部，可边提边向上抖动。亦可由下而上进行，往返3～5次（图③）。

4.**叠掌运丹**。排空小便，洗净双手，取仰卧位，双膝屈曲，全身放松，左手按在腹部，手心对着肚脐，右手叠放在左手上。先沿顺时针方向，绕脐揉腹50次，再沿逆时针方向按揉50次（图④）。

□养生操二

1.**按摩脐周**。将一只手掌心放于肚脐上，再用另一只手盖住这只手。双手用力以肚脐为中心做顺时针运动（图⑤）。

2.**按摩腹部**。开始按摩后，按摩范围可由小变大，逐渐加大范围。但一定要从肚脐开始（图⑥、图⑦）。按摩范围包括上腹、下腹，共40次。

3.**单手擦摩**。按摩完成后，再以单手拳沿顺时针方向，由大范围到小范围按摩（图⑧）。

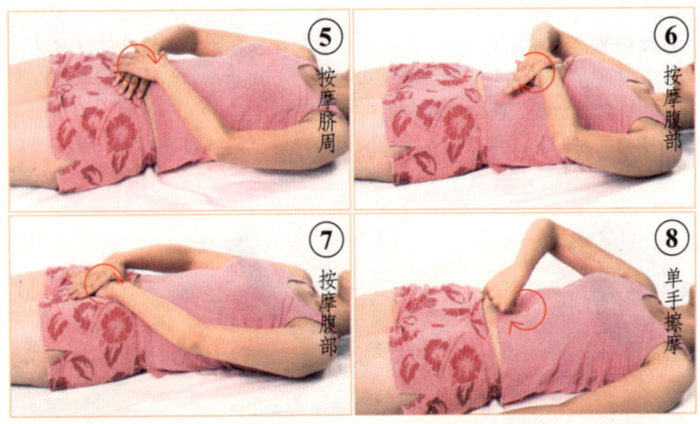

第十一节　背部按摩养生操

背部按摩的主要部位是脊柱，它是人体的大梁，是躯干的主要支柱。脊柱的上部通过肩关节与上肢相连，下部通过腰骶关节与骨盆相连，骨盆又与两个人体最粗壮的股骨形成髋关节与下肢相连，因此，“脊柱动，周身动”。

养生功效

按摩脊柱及背部其他穴位，可增进全身的气血循环和纾解身心压力，增加肌肉的柔软度与关节的灵活度，也可增强肌肉的强度和耐力，对保持身体健康具有重要意义。

动作详解

1.**隔墙看戏**。首先身体直立，双脚并拢后将脚后跟提起，踮起脚尖，立起脚后跟，躯干拉直，脖子伸长，下巴往上抬。同时头向上抬起，两眼平视，整体呈“隔墙看戏”状。这节操最大的特点就是用颈部肌肉把后背整个的肌肉拉直，相当于把脊柱拉直，做自我牵引。每个动作坚持10～30秒。每次3～5分钟（图①）。

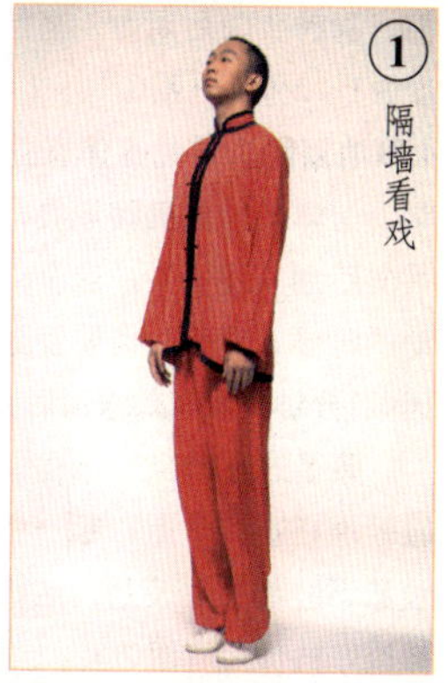
①隔墙看戏

2.**“钟点”操**。身体直立，双脚并拢，双臂侧平举如钟“九点一刻”状（下页图②），随后将双臂向斜上方举约5°，即如钟“十点十分”状，反复多次（下页图③）；每当手臂上来下去时，可摸一下自己颈部的肌肉，随着这个过程，支撑脖子的肌肉能得到有效

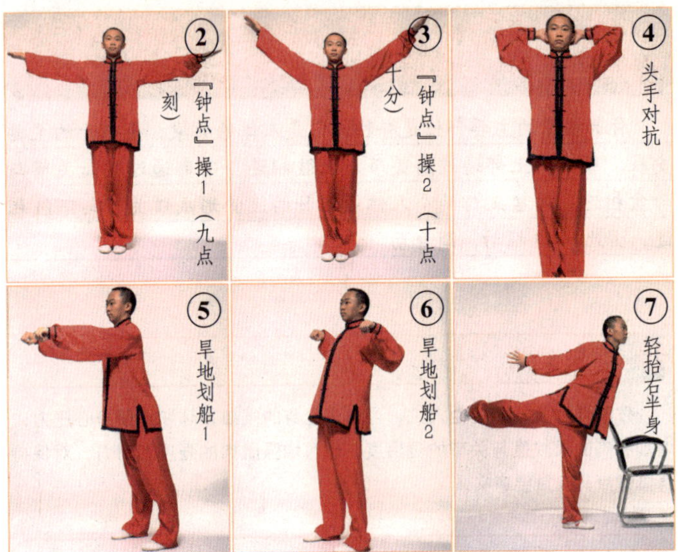

的锻炼。注意手一定要放在身体的两侧，向后张开，由身体侧面看双臂呈一直线。每个动作10～30秒，每次做50～100次。

3.**头手对抗**。将双手交叉置于脑后，保持双眼平视前方。然后双手向前用力，同时头向后用力，坚持一会儿后放松一下，反复多次。可每天做。每次做1～2分钟（图④）。

4.**旱地划船**。首先身体直立，双脚分开与肩同宽，双臂向前平举，手半握拳，上体向前倾挺胸塌腰，抬头向前看（图⑤）；假设两手握住船桨，两手向后划（图⑥）。这个动作看似简单，但真正的技术要领，是在两手划动的时候，后背肌肉要使劲，向前伸时放松，向后划时用力，这节操可每天做1分钟，能有效缓解后背疼痛。

除了这几节操，还建议中老年及患者可以做这样一个动作，即将左手轻轻地搭在椅子上，起一个保护作用，抬右侧上肢、右侧下肢，昂头，上肢和下肢都往后使劲，这样用力、放松，反复做，比较安全简单，同样也有很好的作用（图⑦）。

第十二节 腰部按摩养生操

腰为肾之府，全身经脉大都经过腰部，带脉还束腰际。腰部养生操通过转腰臀、俯仰等运动，来疏通腰部的气血运行，起到健肾强腰的作用。

养生功效

本养生操的保健及治病功效非常显著，可防治腰膝酸软、腰部扭伤、坐骨神经痛、骨质增生、椎间盘突出症、遗精、阳痿、前列腺炎、神经衰弱、月经不调等病症，具有祛风除湿、补肾壮腰、培元固精、温补肾阳等作用。

动作详解

□养生操一

1.**旋伸腰臀**。两腿开立，与肩同宽，平心静气，两手叉腰，大拇指在前，四指按在两则肾俞穴处，先顺时针方向旋转腰臀部10次，再逆时针方向旋转腰臀部10次。运动时要尽量使腰部肌肉放松（图①）。

2.**叩击腰骶**。两腿微弯曲，两臂自然下垂，双手半握拳，以拳背部有节奏地交替叩击腰部脊柱两侧足太阳膀胱经到骶部，左右各叩击10次（图②）。

3.**举臂后仰**。两腿微微分开，两臂上举，身体随之后仰，尽量达到后仰的最大限度（下页图③）。

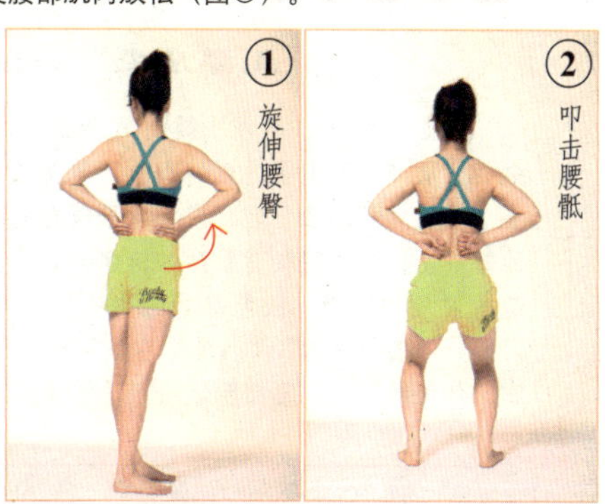
① 旋伸腰臀
② 叩击腰骶

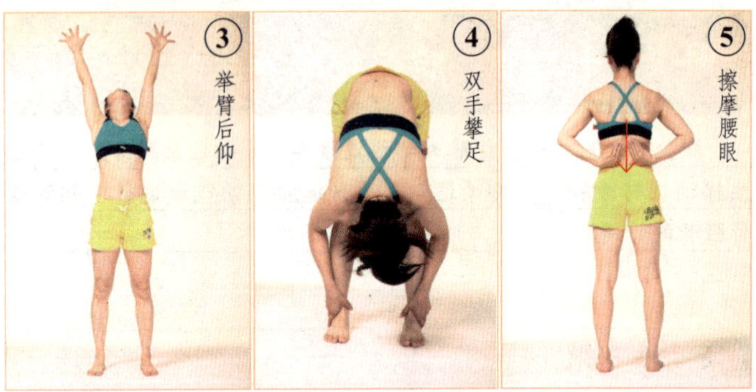

4.双手攀足。稍停片刻，随即身体前屈，双手下移，让双手尽可能触及双脚（图④），再稍停，恢复原来体位。连续做10～15次。

5.擦摩腰眼。用双手大鱼际处紧贴同侧背后腰眼位置，用力上下推按（图⑤），一上一下为1次，反复进行10～20次。

□养生操二

1.将双手摩擦直至手心变热，接着用双手盖住腰眼。

2.用双手由上向下按摩，再由下向上按摩。左右各做10次。

国医小课堂

“正襟危坐”好处多

“正襟危坐”是古人提倡的坐姿，这种坐姿可使腰骶部韧带、肌肉等不受到过度的牵拉，使腰椎乃至整个脊柱保持正直。坐在椅子上工作时，应将椅子拉向桌缘，在“正襟危坐”的基础上，尽量将腰背紧贴并倚靠椅背，这样可以降低腰椎间盘的内压，腰背、腰骶部的肌肉不至于太疲劳，可防腰痛。另外，“正襟危坐”1小时左右应站起来舒展一下身体，踢踢脚，伸伸懒腰，让腰部后伸几下，散散步，活动一下。

第十三节　腿部按摩养生操

本套腿部养生操借助擦摩两腿经络与点穴伸筋等方法，起到强身健体、延缓衰老的作用。

养生功效

本养生操可防治腰腿痛、下肢肌肉萎缩、静脉曲张、关节疼痛、脉管炎、足跟痛等病症，具有活血化瘀、散寒除痹、通经活络、强壮筋骨、滑利关节的功效。常练习可预防腿部骨质疏松，使人步履轻扬、行动灵活。

动作详解

1.**摩经点穴**。平坐于床，两掌同时由外到里擦摩两腿各5次，然后用拇指点揉足三里、阳陵泉和阴陵泉3个穴位，每个穴位1分钟，以局部产生酸胀感为度（图①）。

2.**揉搓腿膝**。以双手掌紧夹一腿，

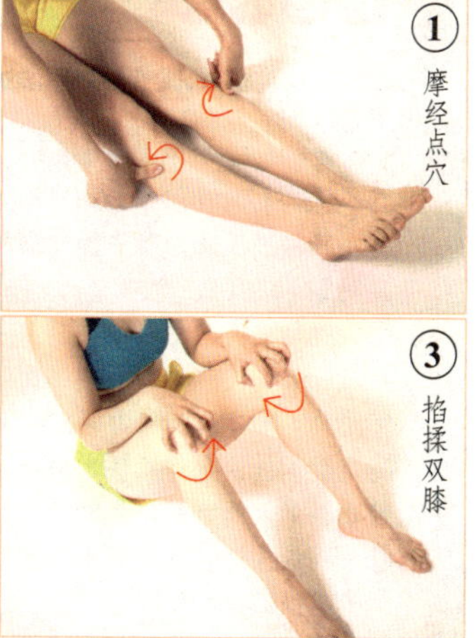

① 摩经点穴

③ 掐揉双膝

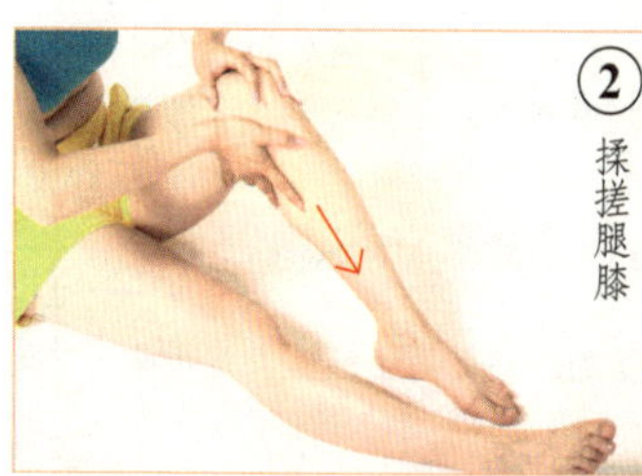

② 揉搓腿膝

从上到下反复旋转揉搓，每侧揉搓5～10次，然后以同样的方法揉搓另一条腿（上页图②）。

3.**掐揉双膝**。平坐于床，双腿伸直或自然屈曲，两手掌根对鹤顶穴，五指微屈，放于膝关节，食指、无名指分放于内外膝眼处，悬肘摇腕，指尖着力，随旋动掐揉，以有酸胀感为度（上页图③）。

4.**蹬腿伸筋**。一手扶物或扶墙，先向前蹬动小腿，脚尖向上跷起，然后向后蹬腿，脚尖用力向后，脚面绷直，腿尽量伸直。在甩腿时，上身正直，两腿交换各蹬10次（图④）。

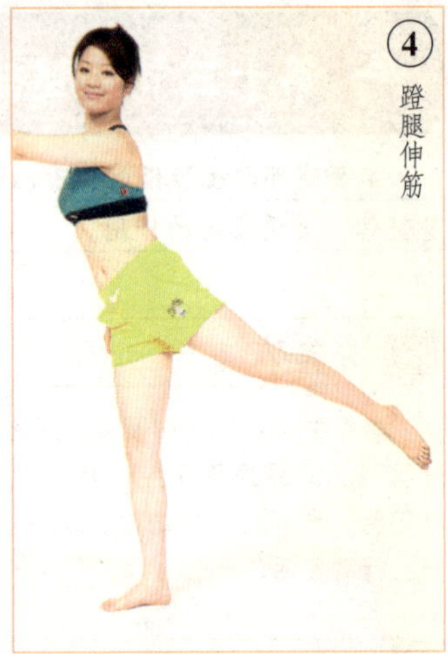
④ 蹬腿伸筋

国医小课堂

腿部按摩的6个简易方法

◎小腿拿捏法。用双手由足跟拿捏到尾中穴处，由下到上共捏10次。
◎小腿搽揉法。用拳头在小腿处由下往上不停地搽揉，共做19次。
◎小腿双手扼法。双手握住脚踝，向上做紧衣松的扼手法，一直到膝盖，共做4次。
◎大腿切掐法。用双手或是单手的手指，从膝盖的外侧向上切掐，一直到大腿根部共做10次。接着在大腿内侧从大腿根部向下切掐，一直到膝部内侧，共做10次。
◎大腿拿捏法。将双手形成钳状，由大腿拿捏到膝部，再由膝部拿捏到大腿根部，共做10次。
◎大腿搽揉法。从大腿根外侧搽揉到膝部，再由膝部内侧搽揉到大腿根部，共做10次。

第十四节　外阴部按摩养生操

本养生操通过外阴部的局部按摩以坚固元气，强壮根本，补益精血，温壮肾阳，多适宜于中老年人及性功能衰退者，未婚青年不宜练习。

养生功效

本养生操可防治阳痿早泄、遗精滑精、肾虚腰痛、腹冷溏泄、脱肛痔疮、前列腺炎、健忘失眠等病症。每晚睡前坚持锻炼，能起到疏通经脉、升阳补肾、活血化瘀、增强性功能的作用。

动作详解

1.**抚揉会阴**。平心静气，袒露外阴，左手按抚小腹气海穴处，右手中指点揉会阴，先顺时针旋转抚揉36圈，再逆时针旋转抚揉36圈，以局部有热麻胀感为度。注意速度要缓慢，力度要轻柔（图①）。

2.**托兜阴囊**。中指抚按阴囊根部，然后托兜睾丸，上擦阴茎，同时使其紧贴小腹，按摩30～50次，以局部有热麻胀感为度（图②）。

3.**捏搓阴器**。两手捧起睾丸，拇指和其余四指相对用力分别轻捏揉两睾丸，以略感麻胀为宜，力度要轻柔；然后由阴茎根部向上捏提，以阴茎饱胀微有勃起即可；最后以两手掌夹持睾丸及阴茎，以小鱼际由内向外、由下向上轻轻搓摩移动。根据自身状况，酌定次数（图③）。

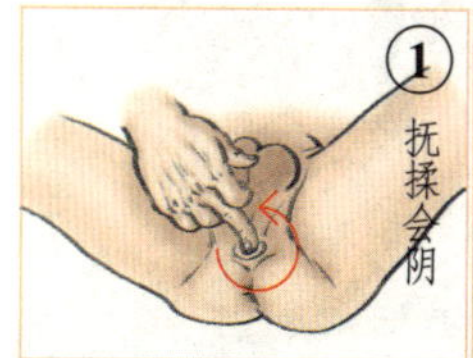
① 抚揉会阴

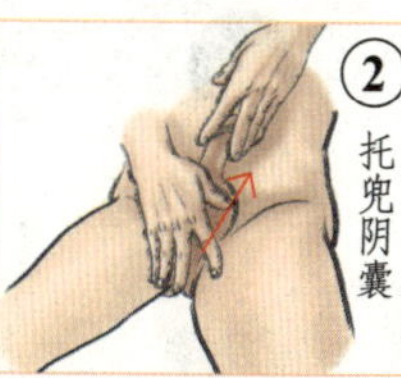
② 托兜阴囊

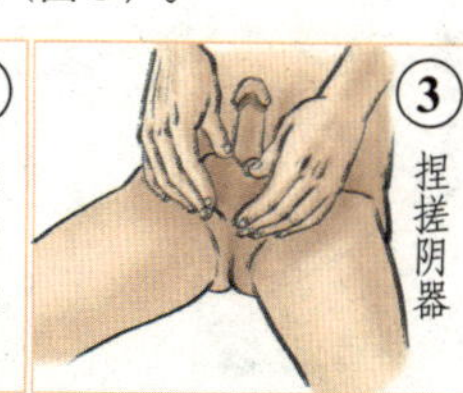
③ 捏搓阴器

第十五节 脚部按摩养生操

摩足是我国流传已久的自我按摩法，能滋阴降火，强腰健肾，益精填髓。宋朝大文学家苏东坡数十年如一日，早晚摩足，从不间断，直到晚年仍精神抖擞，老而不衰。

养生功效

据现代医学研究证明，搓摩足心，可促进血液循环，刺激该处的神经末梢，促进尿酸排出，祛病延年。

摩足还可治疗失眠多梦、头晕目眩、咽喉肿痛、高血压、心悸等多种疾病。

动作详解

1.**按摩脚底。**将脚心翻转向上，用手轻擦脚底，由脚尖到脚跟反复轻擦，让脚底发热（图①、图②）。

2.**温热脚心。**接着用双手摩擦生热，盖住脚心处的涌泉，让热力由脚心向上扩散，至脚底温度与手掌温度相同为止。如有条件，可以用其他能生热的辅助物品，通过脚心向上传导（图③、图④）。

3.**注意顺序。**操作时，一定要从脚尖到脚跟，再由脚跟到脚尖按摩。

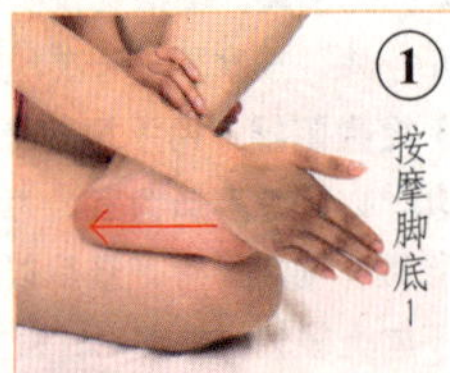
① 按摩脚底1

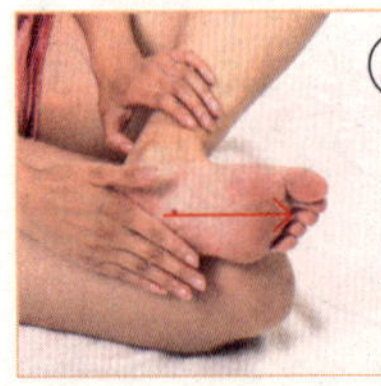
② 按摩脚底2

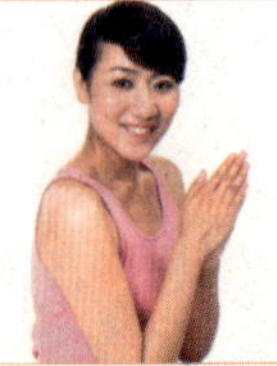
③ 温热脚心1

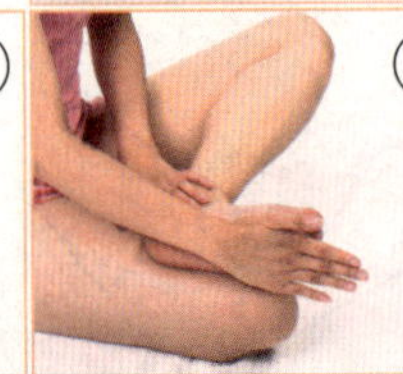
④ 温热脚心2

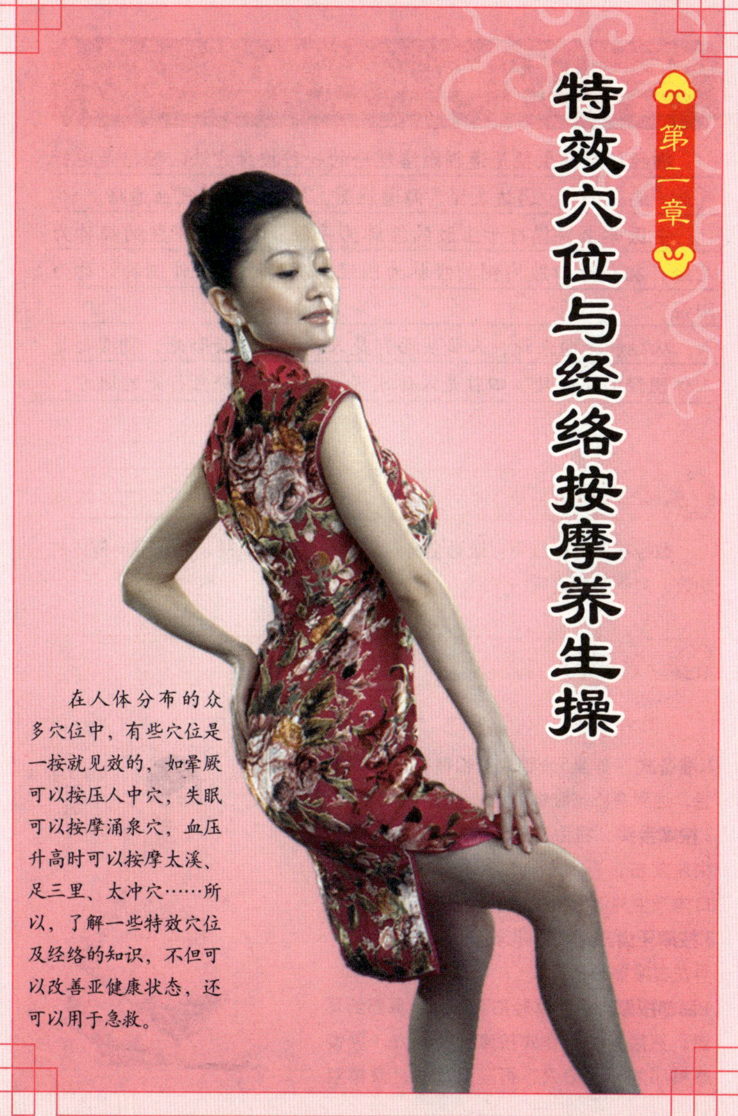

第二章 特效穴位与经络按摩养生操

在人体分布的众多穴位中，有些穴位是一按就见效的，如晕厥可以按压人中穴，失眠可以按摩涌泉穴，血压升高时可以按摩太溪、足三里、太冲穴……所以，了解一些特效穴位及经络的知识，不但可以改善亚健康状态，还可以用于急救。

第一节　循经按摩养生操

循经按摩养生操是遵循经络理论的一种按摩方法。经络是运行气血、连通全身、通达表里、沟通脏腑、外络肢节的气血通路。

中医学上将循行于上肢的经称为手经；循行于下肢的经称为足经；循行于四肢内侧的经称为阴经；循行于四肢外侧的经称为阳经。

从经脉走向来说，人体头面部是人体阳经的交会处，胸腹部是人体阴经的交会处，四肢是人体阴经、阳经循行分散行走的地方。

养生功效

循经按摩养生操可以疏通全身气血，调和五脏六腑，达到强身健体的功效，起到防病治病的作用。

动作详解

□头面部按摩

1.**准备式**。静坐5分钟，放松精神，集中思想，达到身心与肢体的统一（图①）。

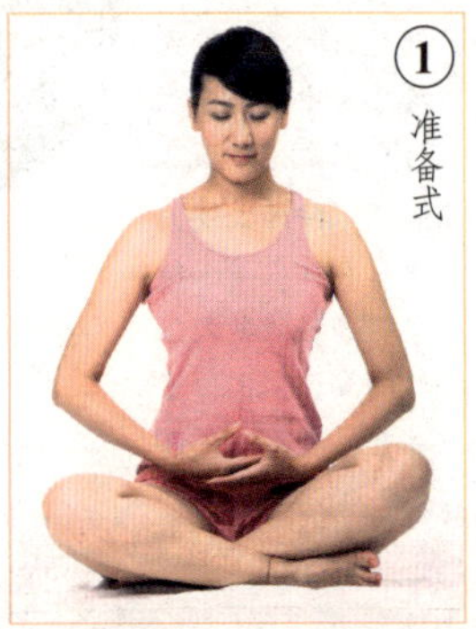
① 准备式

2.**按摩舌头**。将舌尖分别轻抵住上下牙龈，由左向右，再由右向左转动10次左右。将口内产生的津液慢慢咽下。

3.**按摩牙齿**。上下轻叩牙齿，先上下轻叩，再左右摩擦牙齿。

4.**面部按摩**。用手掌轻拍面部，从鼻部到耳部。然后再由迎香穴按摩到睛明穴，缓慢摩擦印堂、太阳穴，再至双耳部，摩擦双

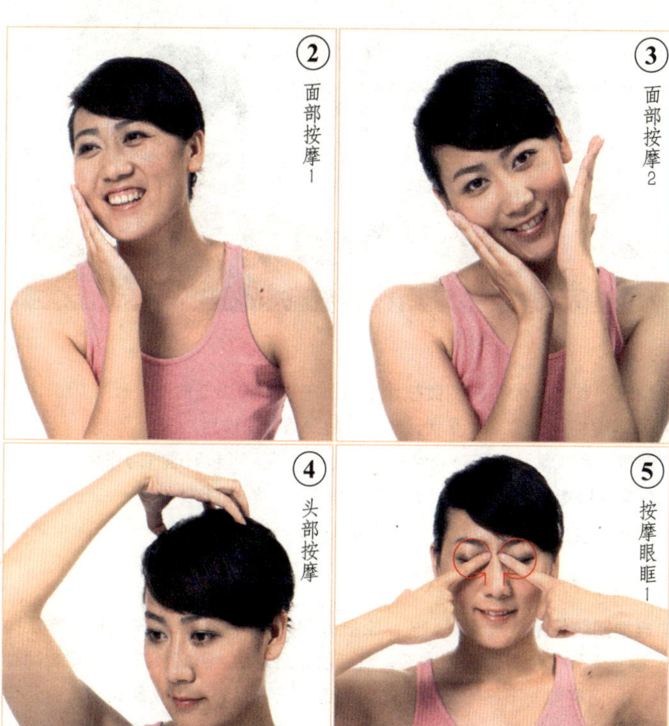

耳缘，到发热为止。反复操作10次（图②、图③）。

5.**头部按摩**。双手张开成爪形，从前发际向后发际梳，左右手可交替按摩。反复操作20次（图④）。

6.**耳部按摩**。将搓热的手掌分别放在耳孔上，坚持30秒。反复操作20次。速度要快。用双手掌心捂住耳孔，拇指按住后脑部，其余四指反复轻叩头顶，操作20次。

7.**眼睛按摩**。双眼平视前方，放松精神。上下左右转动眼球，反复操作10次。然后双手手指分别沿顺时针、逆时针方向按摩眼眶周围（图⑤、下页图⑥、下页图⑦）。

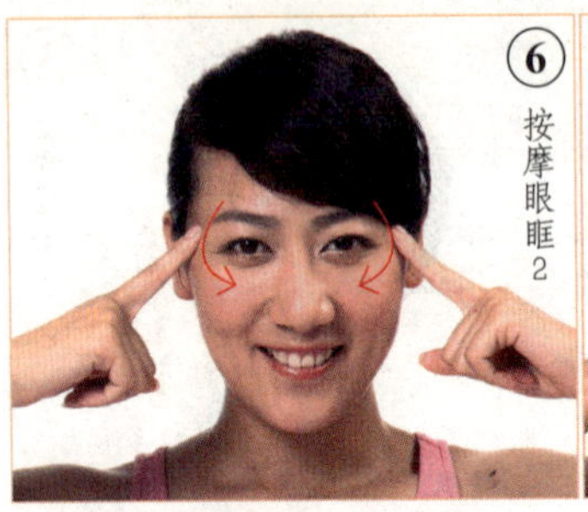

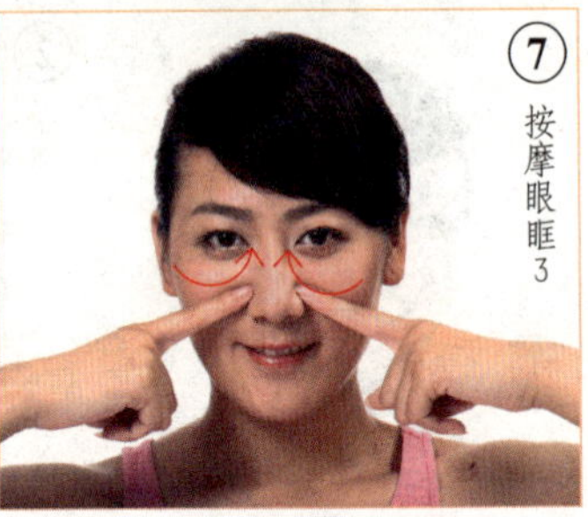

□胸腹部按摩

1.**顺气**。首先从天突向剑突按摩，由上向下，再由下向上，反复10次，接着再以膻中为中心，做圈状运动。可起到顺气的作用。

2.**理气**。用双掌贴着胸前肋骨，自上而下运动。可起到理气的作用。

3.**双掌贴胸壁**。将搓热的双掌紧贴在前胸壁，坚持3分钟左右。

4.**按摩小腹**。按摩小腹时，可以做圈状运动，但一定要按同一个方向按摩。

□四肢按摩

1.**捏揉四肢经络**。按摩时，先从上肢开始，再到下肢。首先，用手掌揉捏手指、手背、手臂，再到胸部，然后由原路返回；然后，双掌自腰侧同时开始，沿臀部向下按摩大腿、小腿外侧，沿双足外踝至双足背面，到外侧足趾；最后，从足心开始，沿着内踝到小腿、大腿、腹股沟、腹部。按此顺序，反复按摩10次。

2.**甩手蹬脚**。将双手腕上下左右各抖动10次，然后反复向前、向后蹬出脚，先左后右，各蹬10次。

3.**按揉涌泉、劳宫**。用手指反复刮擦对侧手掌心；再将双手擦热后捂住对侧脚心，然后刮擦。

4.**拍打丹田、命门**。站立，以双手分别拍打腹部丹田和腰部命门处，各20下。

□结束动作

双手垂直放下，身体站稳，轻闭眼睛，吸气，提臀，做吸气、呼气运动，集中精神。静站3分钟。

第二节　穴位按摩养生操

穴位按摩养生操是直接在患者体表进行操作的按摩方法。这种按摩方法很简单，以手代针，振荡经络、按压穴道，不仅能轻松预防各种日常生活常见病，而且对一些常见病症有很好的辅助治疗作用。同时也是生活中常用、方便的按摩方法。

穴位按摩养生操操作简单，而且不受任何条件的限制。但要注意：取穴一定要准确；按摩时以按、压为主要方法；按摩力度一定要让患者感到酸、胀、麻；按摩时，一定要全身心放松，且注意力要集中。

养生功效

按摩穴位对人体的作用主要是疏通经络，流畅气血，调合营卫，平衡阴阳。通过按摩，能使经络气滞血瘀等致病现象得到消除，从而自然保持身体健康。

动作详解

□头部穴位养生操

1.**深呼吸**。盘腿坐好，背部挺直，深呼吸10余次，使周身气血通畅（图①）。

2.**揉睛明**。以双手食指指腹揉睛明穴，用力不宜过大，反复20次为宜（图②）。

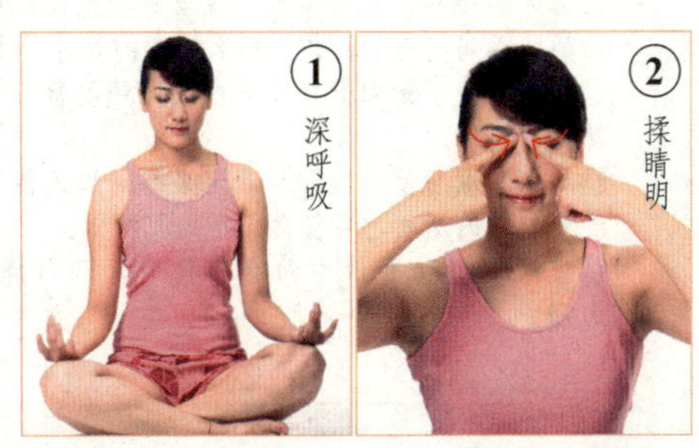

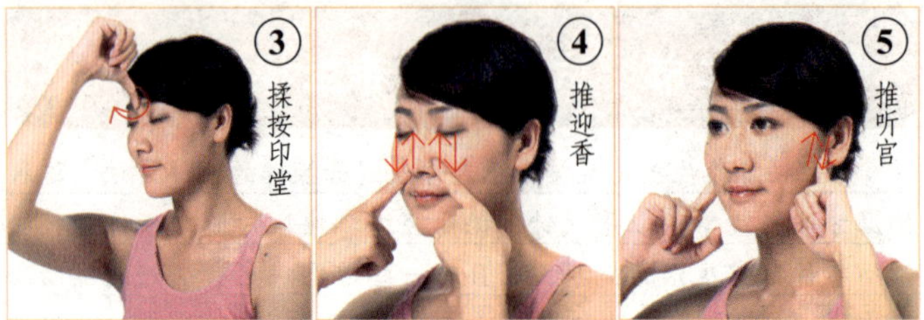

3.摩擦眼眶。双手食指屈曲，以桡侧面缓慢摩擦双眼眼眶，反复10次。

4.揉按印堂。以拇指指腹揉按印堂穴，反复20次（图③）。按揉此穴有提神醒脑的作用。

5.揉按太阳。以双手食指指腹揉按两边太阳，反复15次为宜，不可过度用力。

6.推前额。以双手指腹分别向两边推前额，反复20次。此法可疏通头部经络，缓解脑部疲劳。

7.推迎香。以双手食指指腹推揉迎香穴，反复20次（图④）。

8.推听宫。以双手食指指腹推压听宫穴，反复20次（图⑤）。推压听宫穴可改善耳鸣的症状。

9.推两颊。以双手掌心向上轻推两颊，反复20次。

国医小课堂

穴位按摩养生操可强身健体

穴位按摩养生操是通过不断刺激穴位、经络、神经系统或反射区的传导，让按摩部位或全身产生反应或变化，达到有病治病、无病健身的目的。那么按摩的具体作用有哪些呢？

◎按摩具有扩张血管、促进血液循环改善心肌供氧、加强心脏功能的作用。

◎局部按摩可使周围神经产生兴奋，加速传导反射作用，从而改变内脏的活动，可使贲门括约肌扩张。

◎按摩能清除血液中的有害物质，还可降低胆固醇、降低血脂。

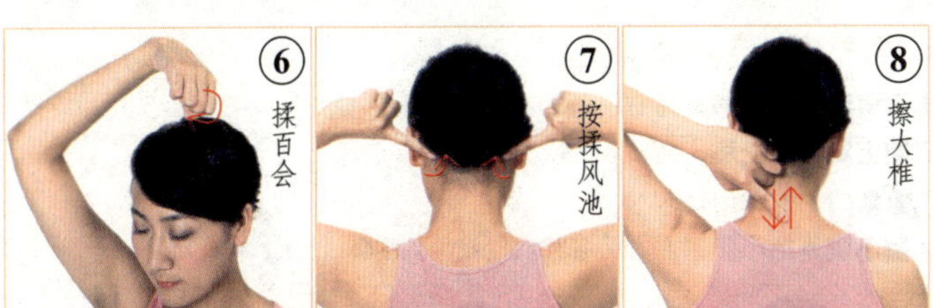

10.**揉百会**。单手握拳，以拇指揉百会，左右手各20次（图⑥）。

11.**按揉风池**。用双手食指指腹按揉风池20次（图⑦）。

12.**擦大椎**。以食指指腹擦大椎，左右手各15次（图⑧）。

□背部穴位养生操

1.**按揉肺俞**。以双手按揉肺俞20次。

2.**按揉脾俞**。以双手按揉脾俞30次。

3.**揉、擦肾俞**。以双手揉、擦肾俞40次。

4.**擦腰骶**。擦腰骶，左右手各30次。

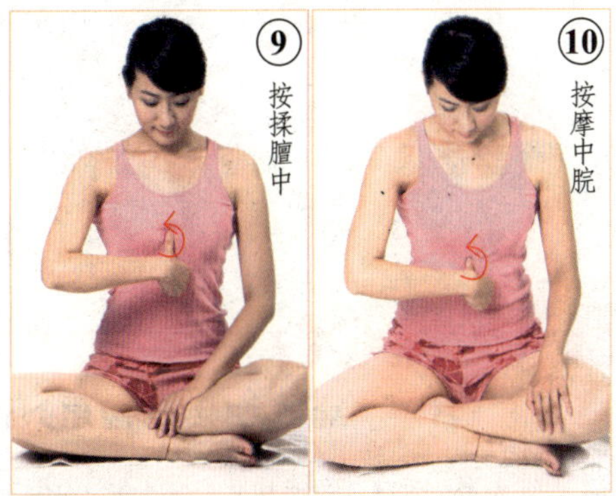

□胸部穴位养生操

1.**按揉膻中**。用单手大拇指指腹按揉膻中，左右手各20次（图⑨）。

2.**按摩中脘**。以单手大拇指指腹按摩中脘，左右手各40次（图⑩）。

注意事项

◎腹部皮肤化脓性感染或腹部有急性炎症，如肠炎、痢疾、阑尾炎等病症时，不宜按揉，以免炎症扩散。

◎腹部有癌症，也不宜按揉，以防癌扩散或出血。

◎揉腹时，出现腹内温热感、饥饿感，或产生肠鸣音、排气等，属于正常反应，不必担心。

腹部穴位养生操

1.**揉气海**。揉气海，左右手各30次（图⑪）。

2.**擦上胸**。擦上胸，左右各20次。

3.**擦章门**。擦章门，30次。

4.**擦小腹**。擦小腹，左右手各30次（图⑫、图⑬）。

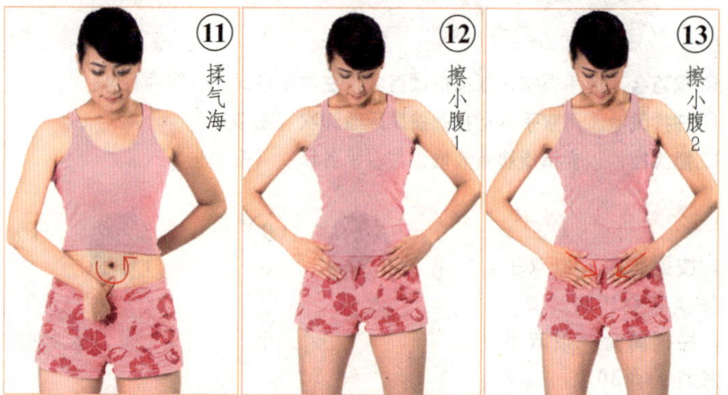

国医小课堂

胸腹部按摩常用穴位

◎天突。天突穴位于胸骨上窝正中。按揉此穴可治疗咳喘胸闷、痰壅气急、恶心呕吐等症状。

◎膻中。膻中穴位于前正中线，两乳头之间。按揉此穴可治疗胸闷、咳喘、痰鸣、吐逆等症状。

◎中脘。中脘穴位于腹部正中线，脐上4寸。按揉此穴可治疗腹胀、嗳气、食积、食欲不振、呕吐、泄泻等症状。

◎天枢。天枢穴位于脐旁2寸，左右成对。按揉此穴可治疗腹泻、腹胀、腹痛、便秘、消化功能紊乱等症状。

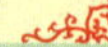

上肢穴位养生操

1. **揉、拿双肩**。揉、拿双肩，左右各20次（图⑭）。
2. **拿、按双肩**。拿、按双肩，左右各20次。
3. **揉按手三里**。揉按手三里，左右各10次（图⑮）。
4. **拿内关、外关**。拿内关、外关，左右各10次（图⑯）。
5. **拿按合谷**。拿按合谷，左右各20次（图⑰）。
6. **擦上肢**。擦上肢，左右各7～10次。
7. **捻摩手指**。捻摩手指，各3次（图⑱）。
8. **点按风市**。点按风市，左右各20次。

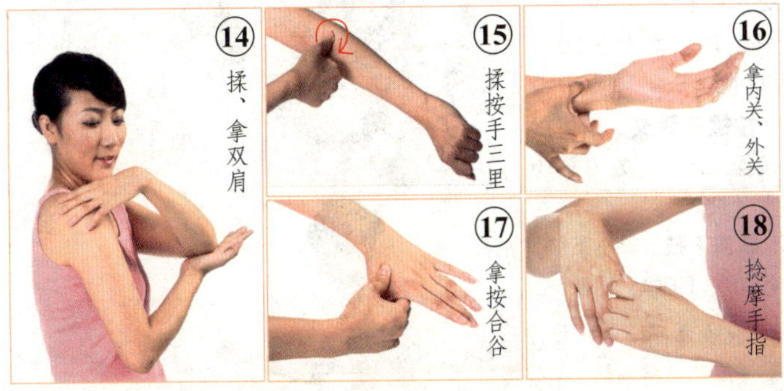

国医小课堂

冬季按摩手部可预防感冒

经常按摩手指、手掌、手背、指甲，可以温通气血，促进血液循环，调节脏腑功能，使身体长期处于健康状态。当感到寒冷时，将两手掌合紧用力快速摩擦几十次，不但手掌会感到温暖，全身也会感到很暖和。特别是在冬季，经常按摩手掌，能抵御寒冷，有效预防感冒。

□下肢穴位养生操

1.**揉按血海**。以拇指揉按血海，左右各10次（图⑲）。

2.**按揉足三里**。以拇指按揉足三里，左右各20次（图⑳），用力不宜过大。

3.**按阴陵泉、阳陵泉**。以双手拇指按阴陵泉、阳陵泉，左右各10次（图㉑）。

4.**按揉三阴交**。以拇指按揉三阴交，左右各10次（图㉒）。

5.**拳击下肢**。拳击下肢，左右各10次（图㉓、图㉔）。

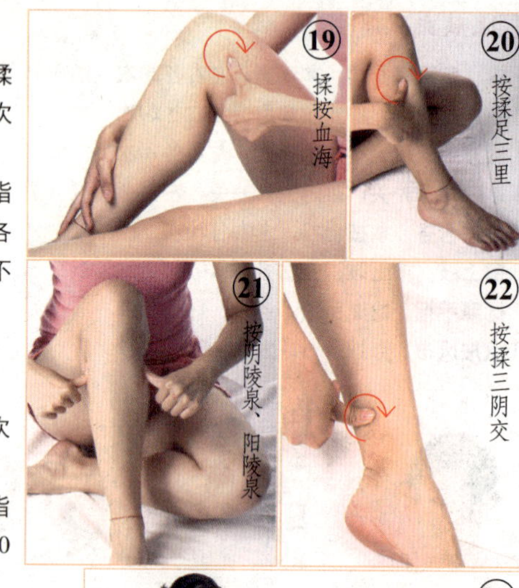

⑲ 揉按血海

⑳ 按揉足三里

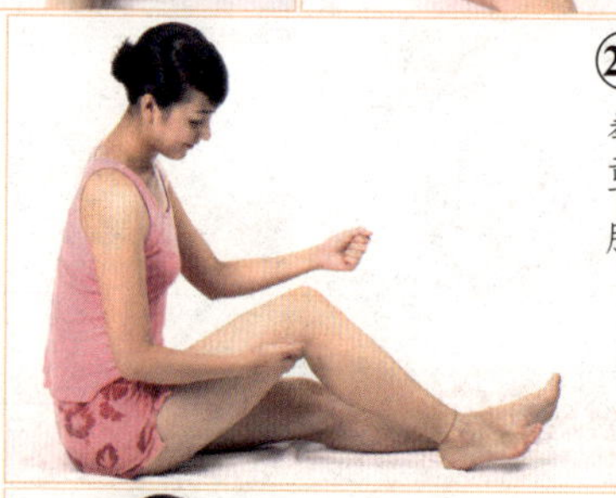

㉑ 按阴陵泉、阳陵泉

㉒ 按揉三阴交

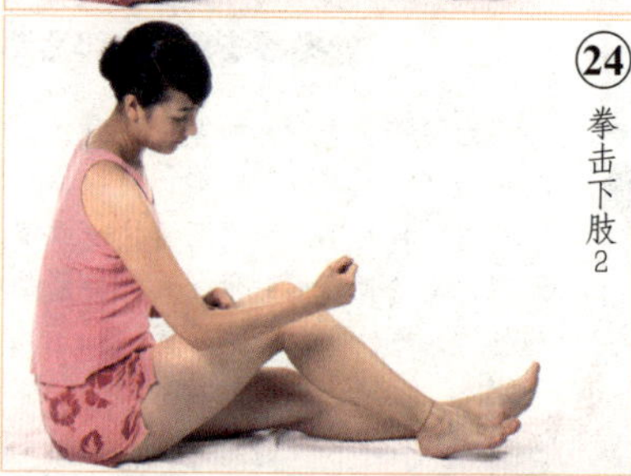

㉓ 拳击下肢1

㉔ 拳击下肢2

注意事项

◎按摩环境要安静，室温要适宜。室温过高，按摩者的手部容易出汗，影响手法操作；室温过低，则易使被按摩者受到寒凉的刺激。

◎按摩者双手要保持清洁、温暖，且须勤修指甲，以免刺破被按摩者的皮肤。

◎按摩中要用柔软的毛巾覆盖操作部位，并要经常换洗。

◎按摩要有规律。通常每天睡前按摩1次，1周为1个疗程。

第三节　生活中刺激经络穴位的小动作

按揉十二井穴

井穴是五输穴之一。十二经脉从四肢末端至肘或膝方向各有井、荥、俞、经、合五个特定穴，称为五输穴。五输穴以“井、荥、俞、经、合”来说明经气由四肢末端向心脏方向流注于肘膝关节，经气由微至盛、由浅入深，汇入脏腑的过程。分布在四肢上的五输穴的主治作用由五输穴所在部位决定，它们的分布和脉气流注的深浅上体现着一定的规律，也就有共同的规律可循。

□养生功效

“井”穴多位于手足之端，临床上因为常是阴阳经相交接处，所以常用于昏迷、休克等患者的急救或用于急性病症的救助。按摩十二井穴还可治疗由多种原因引起的胃脘部痞满、郁闷等症。

□动作详解

1.**点钞票**。临床做头皮针行针时常用点钞票的手势迅速捻针，食指微屈曲，拇指指腹和食指侧峰对捻如点钞票状，这个动作可以有效刺激少商和商阳，调理手太阴肺经和手阳明大肠经的气血（图①）。

2.**爪抓式**。手指尽量张开，然后屈指作爪状，再伸开重复（图②、图③）。

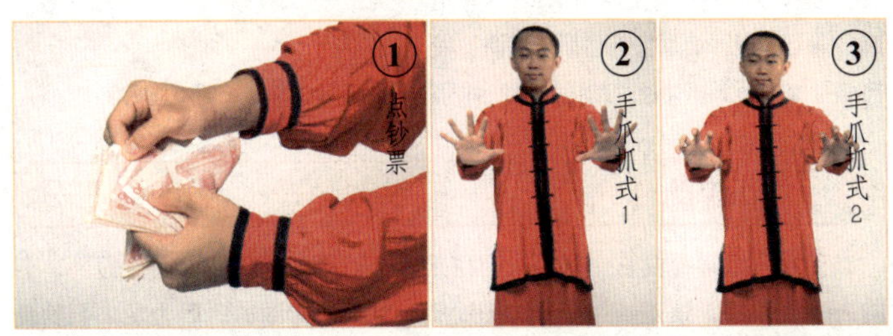

①点钞票　②手爪抓式1　③手爪抓式2

脚趾也如此运动（图④）。还可以反复捉抓健身球、排球等稍大的球体（图⑤）。这些动作可以达到刺激十二井穴、调理手三阴、手三阳的目的，常练习可以缓解手脚冰凉的症状。

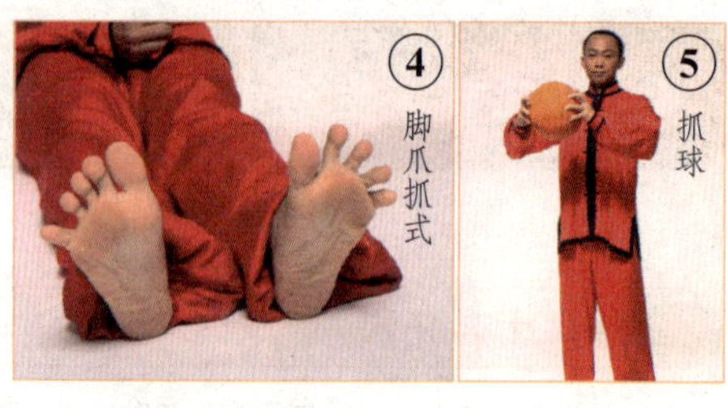
④ 脚爪抓式
⑤ 抓球

点按阳陵泉

阳陵泉位于腓骨小头前凹陷中，是足少阳胆经的合穴。

□养生功效

刺激阳陵泉有息风柔肝、清热利胆、舒筋通络、健膝壮腰的功效。现代医学研究证明，刺激阳陵泉对运动系统疾病、消化系统疾病及心血管系统疾病等均有一定疗效。针刺或点按阳陵泉，可使饭后腹胀的症状得到缓解。另外，“三高”人群按摩此穴可起到降糖、降压、降脂的作用。

□动作详解

坐在座位上，脚跟着地，脚尖尽量抬起，然后以脚跟为轴两脚尖向外尽量转向身体左右两侧，即两脚跟并拢，脚尖外展，双脚呈“一”字形；前脚掌尽量抬起。等阳陵泉、胆囊穴部位肌肉发酸、发热即可放松两脚，休息片刻再练习。可两脚同时练习或单腿练习（图⑥）。

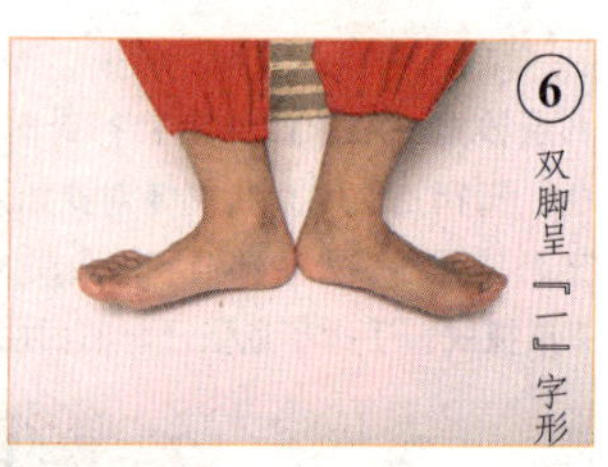
⑥ 双脚呈「一」字形

按压膀胱经穴

有的人经常脚抽筋，有的人两腿无力，下蹲时感到一根筋“短”，有的人腰背疼痛，这些常常是足太阳膀胱经气不利导致的。因为足太阳膀胱经筋与身体诸经筋均有联系，是人体最长、最粗大的一条经筋；膀胱经又是巨阳，与全身卫阳之气关系密切，而阳气外可养神，内可柔筋；膀胱经病症表现及腧穴主治也均能体现与筋的密切关系；再加上膀胱属水，筋脉需要水的濡养，而“肝在体合筋”，也就是肝主筋，肝属木，水生木，所以足太阳膀胱主筋病，与人的运动有极大关系。

□养生功效

按摩此经穴有调和脾胃、运化水湿、和营统血的功效。多用于防治消化系统疾患，亦可用于慢性出血性疾病、贫血、营养不良、乏力虚劳等症的防治。

□动作详解

1.面壁蹲立。面对墙壁，做下蹲起立的练习。初练时可离墙稍远，两手可先交叉置于胸前，做下蹲起立的练习（图⑦）；然后可将两手合十置于两乳头连线之间的膻中穴，做下蹲起立的练习（图⑧）；再将两手自然垂于身体两侧，做下蹲起立的练习（图⑨）；最后将手交握于背后，做下蹲起立的练习（图⑩），每天每个动作坚持做3分钟即可。随着腰背力量的增加，逐渐缩短足尖与墙的距离，最后足尖抵住墙时仍然能蹲起自如（图⑪），这可以最大限度地锻炼足太阳膀胱经，增强腰背及腿部的力量，同时也锻炼了心包

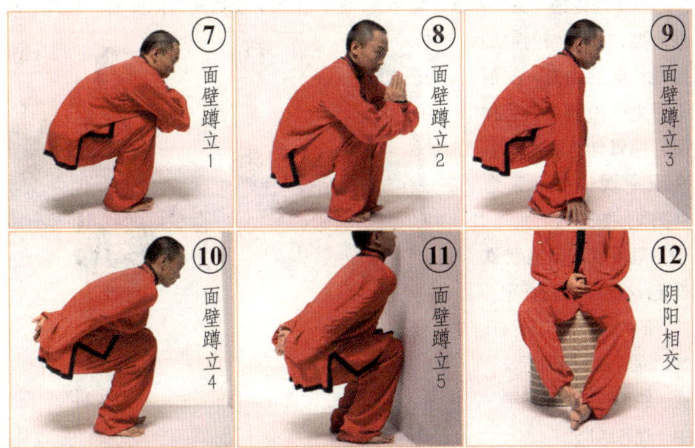

经，使心情保持舒畅。

2.**阴阳相交**。坐位或卧位，把一足的外缘置于另一足的内缘上，使足部的膀胱经腧穴与脾经腧穴互相踩压，即可有效刺激膀胱与脾两经足部的穴位（上页图⑫）。

甩手通经络

手臂有肩、肘、腕三个重要关节，是人体活动范围最大的关节，为手三阴、手三阳经络循行的要道，以通达为顺，甩动手臂功重在通经活络。

养生功效

甩动手臂不仅可以通筋活络、坚筋强骨，还可以活跃全身所有经络中的气血，加强对脏腑器官的濡养，从而改善健康状态。“痛则不通，通则不痛”，甩手可通气血，疏通经络，刺激脑细胞，增加食欲，促进新陈代谢，补气益血，镇静安神，缓解紧张的肌肉，改善体质。此法对关节炎、失眠、高血压、中风、半身不遂有一定疗效。

动作详解

甩手通经络。身体站直，腿伸直，肛门上提，脚趾用力抓住地，两脚距离等肩宽，两臂同向前后摇甩，向后用力，向前不用力，由随力自行摆回，两臂伸直不宜弯，两眼平视，心无杂念（图⑬、图⑭）。

甩手次数没有特殊规定，视个人情况而定。较好的方法是由二三百开始，逐渐做到每回近一千次，约20分钟，每日早、中、晚各练1次。

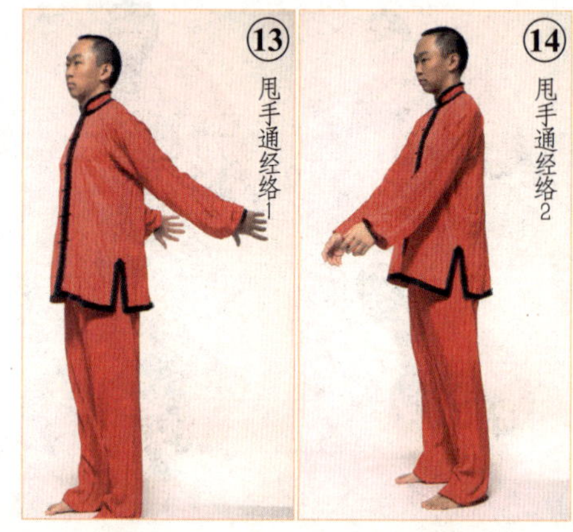

⑬ 甩手通经络1

⑭ 甩手通经络2

第三章 简单易做的养生手操

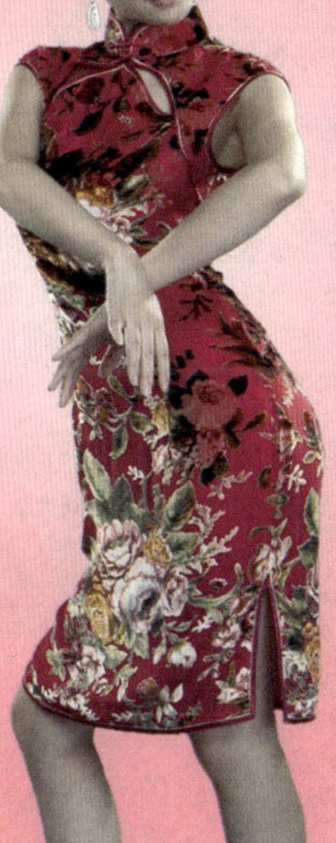

手操不仅是一种简单易学的运动，也是养生保健的一种方式，成年人常练可提神健脑、缓解疲劳，儿童常练还可起到促进智力发育的作用。

第一节　健脑从手开始

人类在劳动、学习、生活和娱乐中，几乎样样事情都离不开手。在人的感觉器官中，双手与外界直接接触的机会最多，被污染的机会也最多；手又是手三阴经脉与手三阳经脉交接之处。因此，做好手的保健工作，对身体的健康和防病治病是非常有意义的。

手部经脉分布及其与健脑的关系

人体的十二经脉中有6条经脉直接循行于手部，分别是手太阴肺经、手厥阴心包经、手少阴心经、手阳明大肠经、手少阳三焦经和手太阳小肠经。手三阴经和手三阳经与手直接相联系，并通过经络与全身各部相联系；十二皮部也与手发生联系，而且手之皮部是十二皮部中最敏感的区域。肺、心包、心、大肠、三焦及小肠等脏腑之气亦与手相关。

由此可知，双手是感觉器官，具有丰富的感觉神经。“手脑相通，十指连心”，锻炼灵活的双手同时开发人们的智力。所谓“心灵手巧”，说的就是手随脑动，脑因手动而愈加灵活，二者相互支配、相互影响。健脑手操主要通过活动手上的经脉和关节，达到活跃大脑、增强大脑记忆力及思考能力的目的。

“十指连心”“心为君主之官”“手是人外在的头脑”说的都是手经大脑指挥而行。同样，经常做健脑手操也能刺激大脑潜力，增强智力，还可以提高自身的健康水平。

做手操是健脑的途径之一

第二节　日常健脑手操

成年人每天工作繁重，不妨通过一些简便易做的手操来活动双手，缓解手部麻木与疲劳，同时保持头脑清醒，起到健脑的作用。下面推荐的几种简单的手操随时随地都可练习，而且会收到意想不到的效果。

叉手操

□养生功效

缓解疼痛，有利于胃肠气血运行。

□动作详解

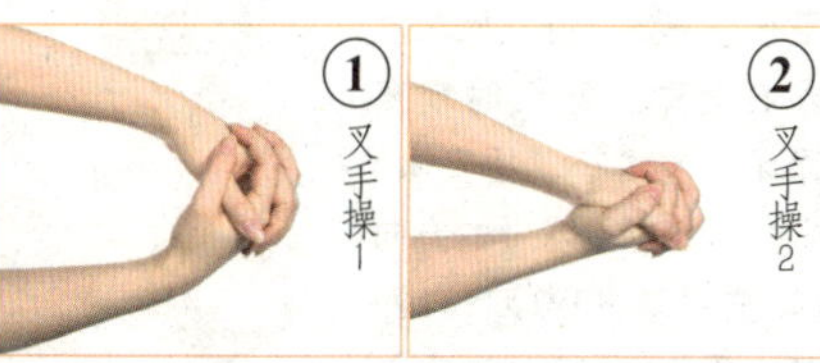

叉手操。双手十指交叉，左手拇指压在右手拇指上，扣紧按压，呼吸，换一下交叉方式，以右手拇指压在左手拇指上。呼吸15次，每呼吸1次，换一下双手交叉的方式（图①、图②）。

手部瑜伽操

□养生功效

可缓解全身疲劳，坚持练习还可锻炼人的耐力。

□动作详解

1.**握拳。**手指弯曲，握拳，并注意用力于小拇指。由于小拇指与生殖器有关，因此这个动作可增强人的精力，并能延长寿命（下页图③）。

2.**伸开手指**。迅速吐气，同时快速将手指伸开，吐气完毕后屏住呼吸，用力将5根手指伸直，直至感到指尖颤抖。屏住呼吸约10秒，再慢慢地恢复到原状（图④）。

3.**活动手腕**。手臂伸直，用力握拳，吸气的同时向上立起手腕（图⑤）；吐气，同时下压手腕（图⑥）。注意动作要迅速。重复做5次结束。然后使手腕做左右运动，即从水平状态开始，吐气时向左或右运动，吸气时恢复原状。左右运动重复做5次，再向感到难做的方向(向左或向右)做5次（图⑦、图⑧）。

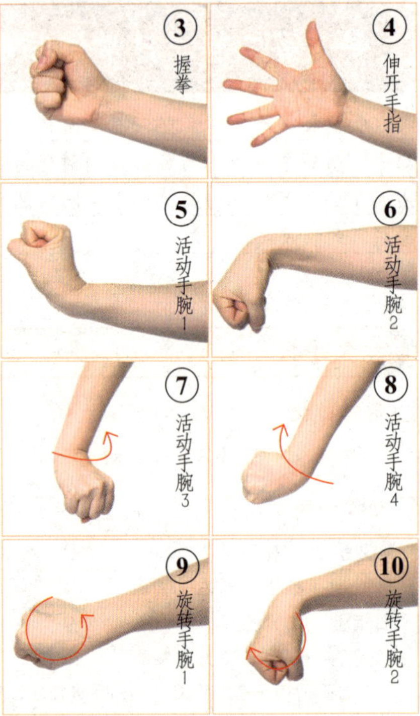

4.**旋转手腕**。手腕处于水平状态，握拳，从左向右转一圈，然后再反转一圈。重复做5次（图⑨、图⑩）。

③ 握拳

④ 伸开手指

⑤ 活动手腕1

⑥ 活动手腕2

⑦ 活动手腕3

⑧ 活动手腕4

⑨ 旋转手腕1

⑩ 旋转手腕2

国医小课堂

用淘米水、醋等酸性物质洗手

手部保健很重要，如果在双手接触洗洁精、皂液等碱性物质后，将食用醋水或柠檬水涂抹在手部，就可以去除残留在肌肤表面的碱性物质。用淘米水洗手，也可以收到同样的效果。

掰手操

养生功效

强壮筋骨，通经活血，止疼痛，祛风湿。

动作详解

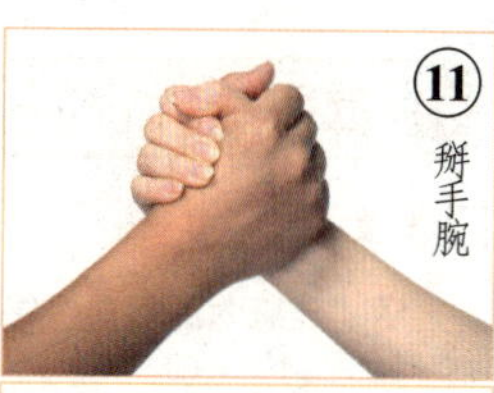
⑪ 掰手腕

1.掰手腕。两人掰手腕，每次3分钟，每天2次，可强壮筋骨、活络气血（图⑪）。

2.勾拉手指。勾拉手指各15次，可活血止痛（图⑫）。

3.顶手指。顶手指，可通经络、祛风湿（图⑬）。

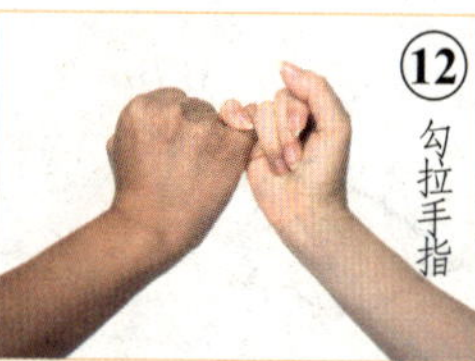
⑫ 勾拉手指

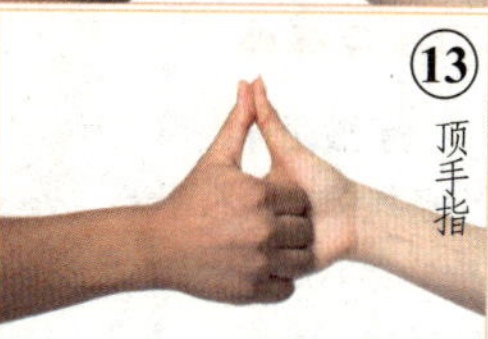
⑬ 顶手指

配合呼吸的瑜伽手操

养生功效

可保持大脑清醒，提高大脑的计算、分析能力。

动作详解

1.双手交握。将双手手指分开、伸直，两手交叉，屏住呼吸，用力将两手握在一起（图⑭）。

2.按压手背。同时用交叉在一起的手指的指尖相互用力按压对侧的手背约3秒，然后放松，双手分开，吐气，重复50次（图⑮）。

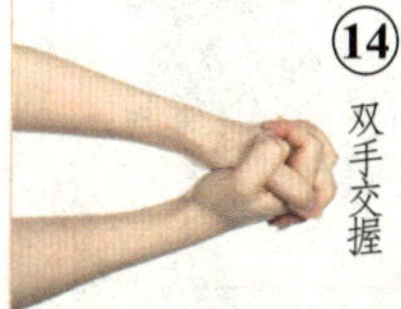
⑭ 双手交握

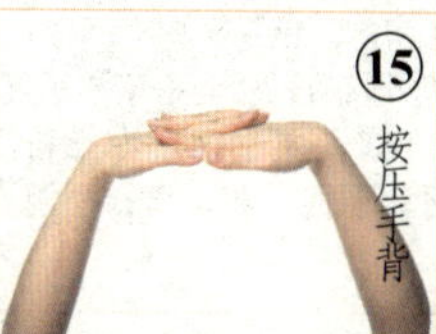
⑮ 按压手背

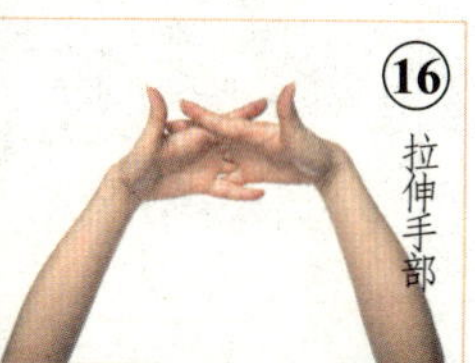
⑯ 拉伸手部

3.**拉伸手部**。双手手掌朝下十指交叉，两手掌在一条直线上。然后翻转手腕，使手掌朝上，用力使手腕的前部感到刺激，屏住呼吸3分钟，然后放松，吐气，解除紧张状态（上页图⑯）。

缠指手操

养生功效

活动五脏六腑气血经络，提高手指的灵敏度。

动作详解

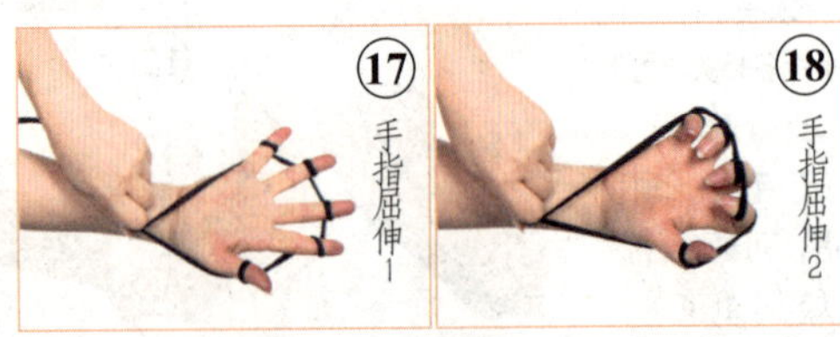

手指屈伸。用一条绳缠绕每根手指的第1节，依次缠拇指、食指、中指、无名指、小指（图⑰），缠住后依次做手指屈伸运动（图⑱），每个手指各20次，有活动五脏六腑、舒通气血经络的作用。

国医小课堂

小动手指保健康

◎放松。让手臂悬垂，随意晃动，直到手部彻底轻松为止。

◎拉指。右手握住左手拇指转一转，再用力向外拉直，依次拉每一根手指，换另一只手重复同样的动作。可以帮助手指血液循环畅通，强健韧带。

◎弹指。双手十指模拟弹钢琴，从大拇指开始一个个弹向掌心。重复20次。可以锻炼手部的控制能力和活动能力。

◎抛球。将双手握拳在胸前，设想手中有一个小球。用力紧握，默数5声，张开十指尽力抛开。可以强健手掌和手腕，使手指灵活。

◎推掌。双手在胸前合掌，左手腕用力推向右边，保持手掌对合，然后转向左边。可以强健手腕，增强手腕或手掌的灵活度。

旋指操

□养生功效

激活手太阴肺经气，调理气血运行；调节大肠功能，缓解大肠疾病。

□动作详解

拇指旋转。拇指手指先做左旋转，再做右旋转；也可反方向练习。每个方向各旋转12次（图⑲、图⑳）。

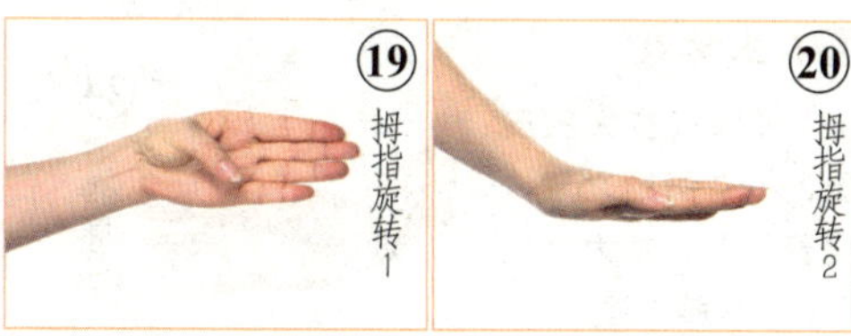

呼吸手操

□养生功效

可以提高人体的免疫功能，增强机体对疾病的抵抗力及耐力，还可缓解肺病及感冒症状。

□动作详解

1.**手指交叉按压。**双手十指交叉，屏住呼吸，同时使交叉在一起的手指指尖用力压在对侧手的手背上约3秒。重复做50次（图㉑）。

2.**手指交叉伸直。**双手十指交叉握在一起，手指伸直，屏住呼吸，同时手指和手指之间用力，3秒后放松，重复此动作（图㉒）。

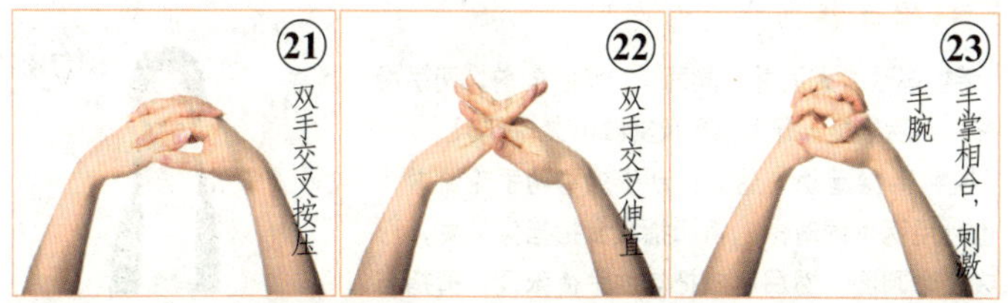

3.保持手指相互交叉。将双手手掌合在一起，用力刺激手腕的前部，屏住呼吸3秒。然后放松，吐气，解除紧张状态。3秒之后进行同样的动作（上页图㉓）。

对指练习手操

养生功效

可以兴奋大脑皮质，振奋脏腑之气，调养气血，加大脑供血量，健脑益智。

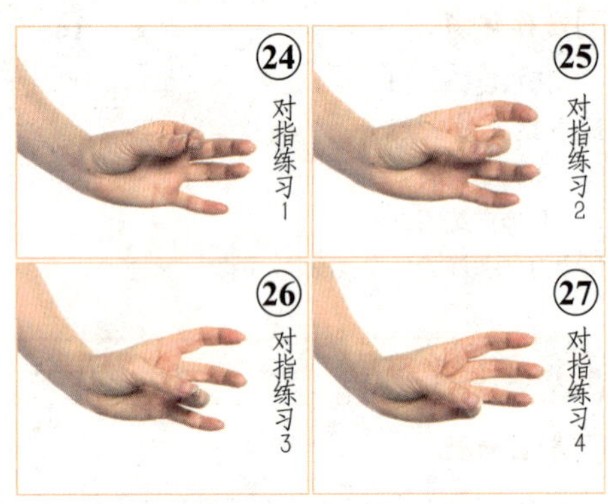

动作详解

对指练习。用一只手的拇指与食指对指、与中指对指、与无名指对指、与小指对指。每根手指各做15次。也可两手同时进行练习（图㉔~图㉗）。

运动手操

养生功效

松弛肌肉，缓解手指及手腕酸痛的症状，使血液流通顺畅，并使手臂及全身充满活力。

动作详解

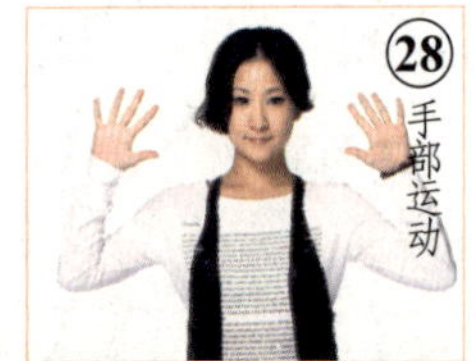

1.手部运动。屈肘并举起两手，掌心向前。两手握拳，然后尽量张开手指，反复做10次（图㉘）。

2.控制手指运动。这套运动手操可两手轮流做，也可用两手同时做。将拇指及食指指尖并拢，形成一个圆圈，然后尽量把其他手指张开；拇指与中指指尖并拢，形成一个圆圈，并重复上面的动作；拇指与无名指指尖并拢，形成一个圆圈，重复上面的动作；拇指与小指指尖并拢，形成一个圆圈，重复上面的动作。每只手要至少做5次全套动作（图㉙、图㉚）。

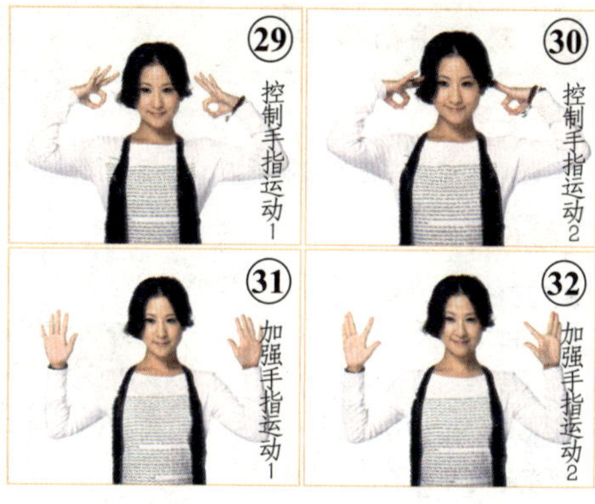

3.**加强手指运动**。双手可分开进行，竖直一只手的手指，手指并拢；分开拇指和食指，其余各手指仍并拢；使拇指跟食指并拢，然后将拇指跟中指分开，注意同时要保证其他手指并拢；使拇指及食指恢复原来的位置；将无名指与小指并拢，将中指与食指、大拇指并拢，同时将无名指与中指分开；使各手指恢复原来的位置；使拇指、食指、中指及无名指并拢，远离小指（图㉛、图㉜）。

国医小课堂

经常搓手好处多

手部的穴位很多，经常把双手放在一起搓搓，好处很多，如：

◎常在户外工作的人，如环保工人及工程人员等，常做搓手操可以预防冻疮的发生。

◎常搓双手，可以使双手手指更灵活、自如，同时还能使大脑清醒，对大脑也有一定的保健作用。

◎在室内工作的人，经常做搓手操，可促进全身血液循环、新陈代谢，并预防感冒、头晕等症。

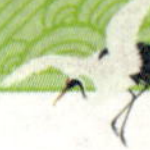

双手平衡操

养生功效

锻炼大脑对手指的控制能力、手指的灵活性及手脑的协调性。

动作详解

1.**夹豆子练习**。准备一盘豆子，用一双筷子练习夹豆子，可活血通经，预防大脑衰老（图㉝）。

2.**用毛笔写字练习**。用毛笔悬空练习写字，可以起到活血益气、健脑益智的作用（图㉞）。

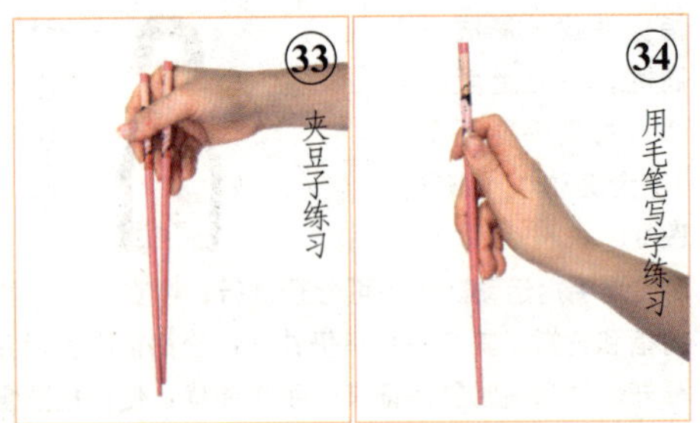

夹豆子练习

用毛笔写字练习

浴手操

养生功效

可安神，祛风湿，发表邪，缓解感冒症状。

动作详解

1.**浴手掌**。两手合掌搓热，左手掌在右手背上摩擦一下；接着右手掌在左手背上摩擦一下，相互共摩擦10次(一左一右为一次)（图㉟）。

2.**浴手背**。用一只手手掌摩擦另一只手手背10次，两手交替进行。也可擦至手臂上，反复10次（图㊱、图㊲）。

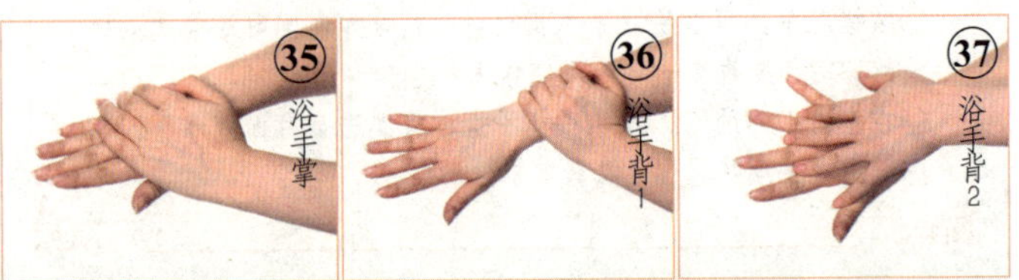

浴手掌

浴手背1

浴手背2

搓手操

□养生功效

可促进发汗、消肿止痛。

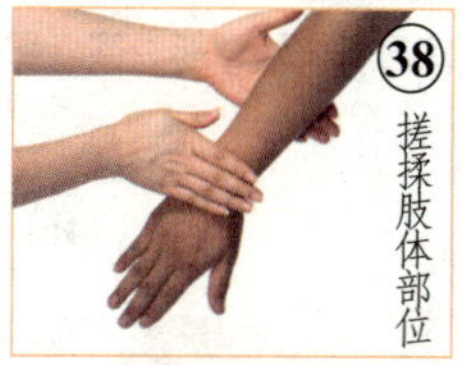
38 搓揉肢体部位

□动作详解

搓揉肢体部位。双手手掌夹住肢体的一定部位，用力做相反方向的来回快速搓揉，即双掌对揉的动作。注意操作时双手要对称用力，搓动要快，移动要慢（图㊳）。

手指屈伸操

□养生功效

缓解各种脏腑不适。

□动作详解

1.**中指屈伸**。中指反复屈伸30次，可缓解心包经疾病（图㊴、图㊵）。
2.**拇指屈伸**。拇指反复屈伸30次，可改善心神不宁（图㊶、图㊷）。
3.**小指屈伸**。小指反复屈伸30次，可改善心脏病和小肠病（图㊸、图㊹）。

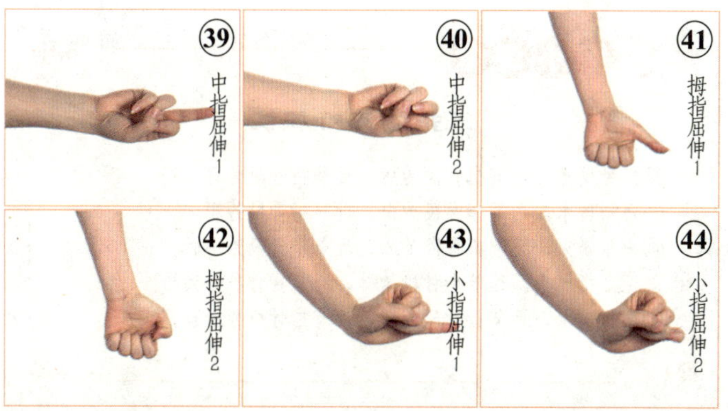
39 中指屈伸1　40 中指屈伸2　41 拇指屈伸1
42 拇指屈伸2　43 小指屈伸1　44 小指屈伸2

4.无名指屈伸。无名指反复屈伸30次，可有效缓解三焦病症（图㊺、图㊻）。

5.食指屈伸。食指反复屈伸30次，能改善大肠疾病、便秘、肠炎等（图㊼、图㊽）。

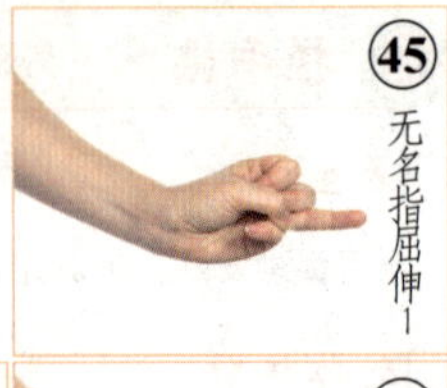
45 无名指屈伸1

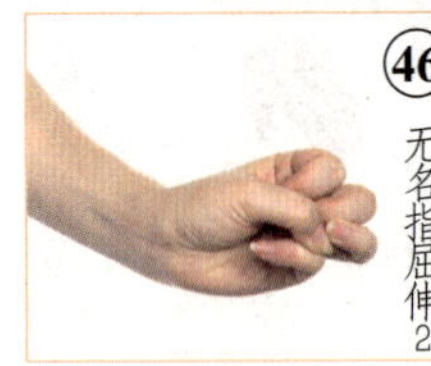
46 无名指屈伸2

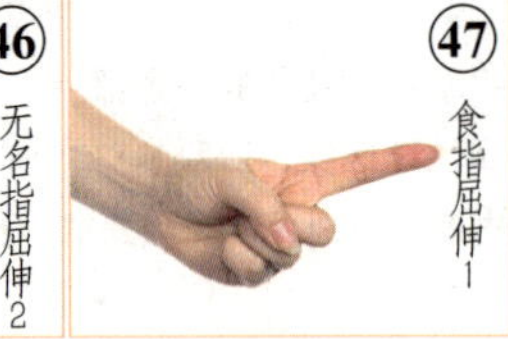
47 食指屈伸1

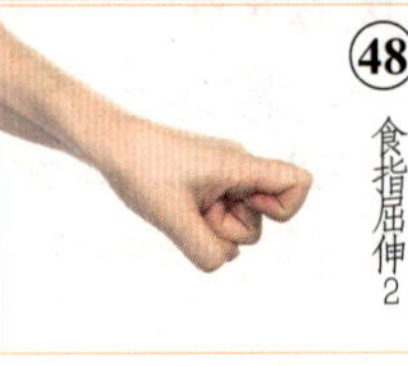
48 食指屈伸2

猜拳手操

养生功效

活络气血，保持头脑清醒，锻炼大脑对手指的支配能力及手指的灵活性。

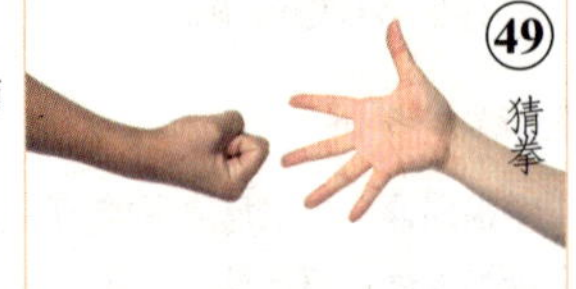
49 猜拳

动作详解

猜拳。模仿行酒令的猜拳，每次进行30分钟（图㊾）。

国医小课堂

五指的五行属性

◎拇指属土，远节指骨段为脾，近节指骨段为胃。
◎食指属木，远节指骨段为肝，近节指骨段为胆。
◎中指属火，远节指骨段为心，近节指骨段为小肠。
◎无名指属金，远节指骨段为肺，近节指骨段为大肠。
◎小指属水，远节指骨段为肾，近节指骨段为膀胱。

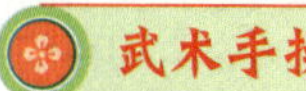

武术手操

□养生功效

强筋壮骨，活络气血，消肿止痛。

□动作详解

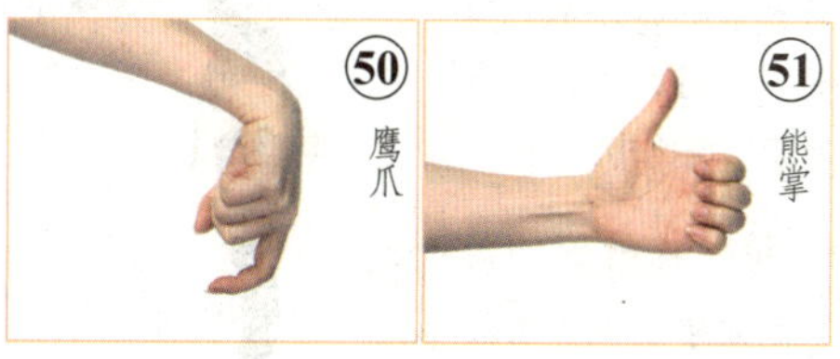

50 鹰爪　51 熊掌

1.**鹰爪**。拇指伸直与食指、中指捏在一起，无名指、小指弯曲，指尖接触掌心。此动作可强筋骨、利关节（图㊿）。

2.**熊掌**。拇指靠拢手掌，第一节指弯曲；其余四指并拢，每指第一、第二节弯曲，但不能与手掌接触，然后掌背向后拉紧即成熊掌。此动作可止疼痛、祛邪气（图51）。

适宜老年人的抗衰老手操

□养生功效

准备2个健身球（无健身球可用其他球状物代替），通过手指的运动使健身球在手中不停转动，可刺激手部经脉及多个穴位，从而调节神经。尤其是掌心的劳宫，还能通经活络，消除疲劳。

□动作详解

转球状物。用一只手掌托转两个球状物，大拇指鱼际部和食指、中指等同时由外向内旋转，使两个球状物在掌中自转，并尽量使其不发生碰撞，逐渐加快旋转的速度（图52）。这种抗衰老手操操作简单，功效显著，在民间流传广泛，很受老年人欢迎。

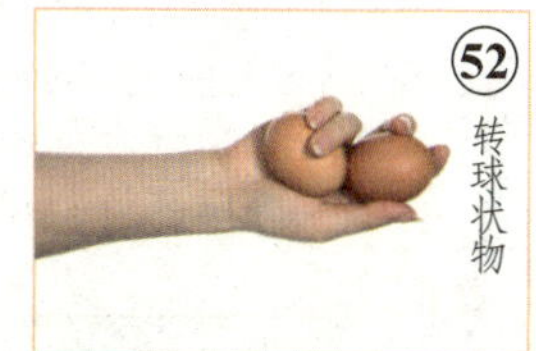

52 转球状物

对抗手操

养生功效

可使大脑张弛有度，使大脑皮质处于持续的兴奋状态，同时对五脏六腑还有良好的协调作用。

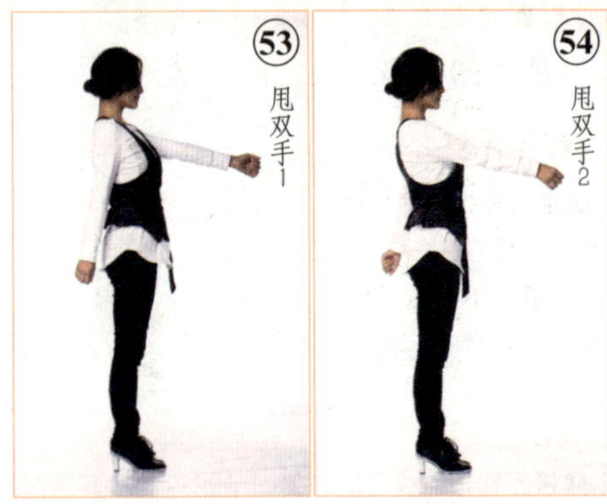

动作详解

1.**甩双手**。双臂自然下垂，由前向后甩动30～50次。可放松肩、臂、腕、指关节，通畅气血，锻炼手臂，对肝、眼也有益（图53、图54）。

2.**空拳捶两臂**。左右手握空拳，向对侧上肢从肩到手腕捶打20～30次。可

国医小课堂

望鱼际诊断健康

大鱼际处有肺经，其循行沿上肢内侧前边到达手掌大鱼际缘，沿着拇指桡侧到达指端。大鱼际上有青筋就和肺部有关系。小鱼际上有青筋，不仅是肺反射区，还要考虑心经和小肠经因素。

大鱼际肺脏反射区望诊异常，要联系肺经、大肠经。若靠近肺经循行线上有斑点，要调理肺经上的穴位，找敏感点。若靠近大肠经循行线上有斑点，要调理大肠经上的穴位。

小鱼际肺脏反射区异常，就得考虑心经、小肠经，选择心经、小肠经上的穴位调理，并要检查心脏、小肠脏腑功能是否正常。若在小鱼际发现包块，颜色变化，并有气喘、干咳、小便发黄、颜面发热等病症，要调理心经、小肠经和肺经。

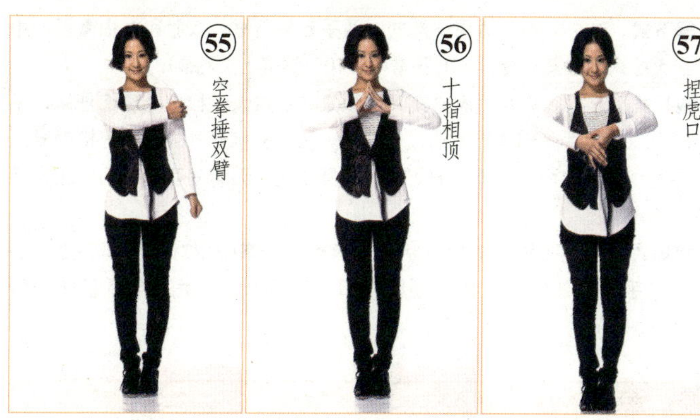

通经活络，防治关节炎及手臂酸痛（图55）。

3.**十指相顶**。双手掌心相对，左右手指同时用力相顶10次左右。可活动指关节，增进手部功能（图56）。

4.**捏虎口**。先以右手拇指、食指捏左手虎口，再以左手拇指、食指捏右手虎口，每侧各10次。可增进手部功能，并改善头、面部疾患（图57）。

站桩手操

□养生功效

促进气血运行。

□动作详解

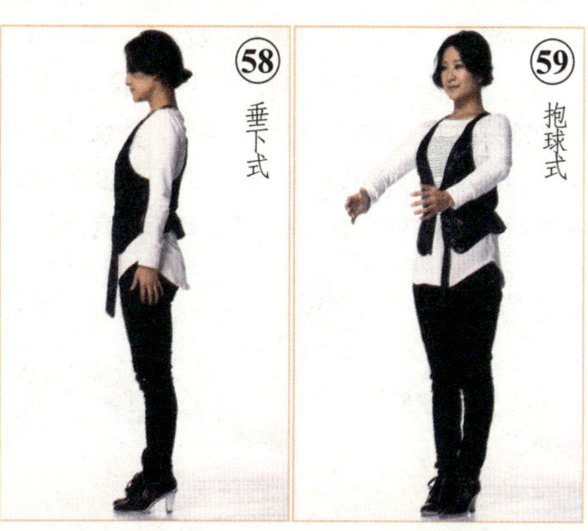

1.**鹰前拱式**。两手虎口在胸前交叉，右手在上(或左手在上)，手心向下，摆在胸前，两肘呈弧形，整体上形成一个椭圆形，同时正常呼吸10分钟。

2.**垂下式**。这个动作只适用于站式。两手自然下垂，双肘和掌指微屈，中指在大腿两侧靠紧裤缝，同时正常呼吸10分钟（上页图㊳）。

3.**抱丹式**。前拱式的双手虎口交叉，顺其自然放大，松松地环抱丹田，手心向里，注意手腕部关节不能过于弯曲，成站立抱丹式或者平坐抱丹式。平坐时，交叉的两手放于小腹之下、大腿之上，两臂呈弧形，同时正常呼吸约10分钟。

4.**抱球式**。两手在腹前做抱球状，拇指相对，掌心相对，两掌心之间的距离和手与腹部的距离相同，均为20～25厘米，同时正常呼吸10分钟（上页图㊴）。

导引手操

养生功效

可缓解并改善病症。

动作详解

1.**一指禅式**。做操者的食指伸直，其余四指自然屈曲，拇指屈曲压于中指背侧。运力于食指端，以指端直接接触病变处，点按穴位加以按摩（图㊵）。

2.**二指禅式**。做操者的中食指并拢伸直，其余指自然屈曲。运力于食指、中指指尖部，以指端直接接触病变处或穴位，点按穴位加以按摩（图㊶）。

3.**中指独立式**。做操者的中指伸直，其余四指自然屈曲。运力于中指指尖部，以指端直接接触病变处或穴位，点按穴位加以按摩（图㊷）。

4.**龙衔式**。做操者的拇指与其余四指伸直对称。运力于各指指尖部，以指

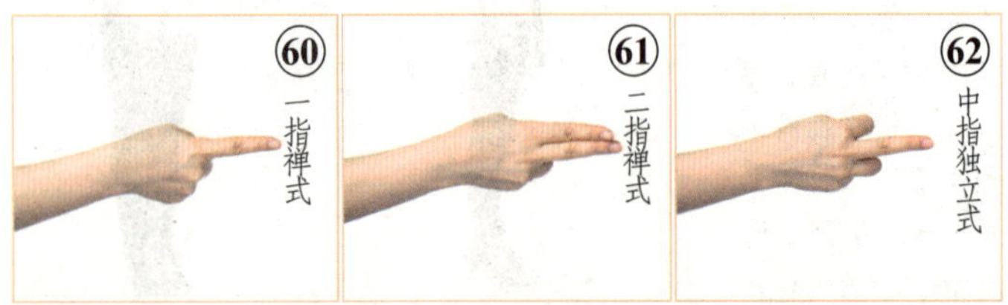

端直接接触病变处或穴位，点按穴位加以按摩（图63）。

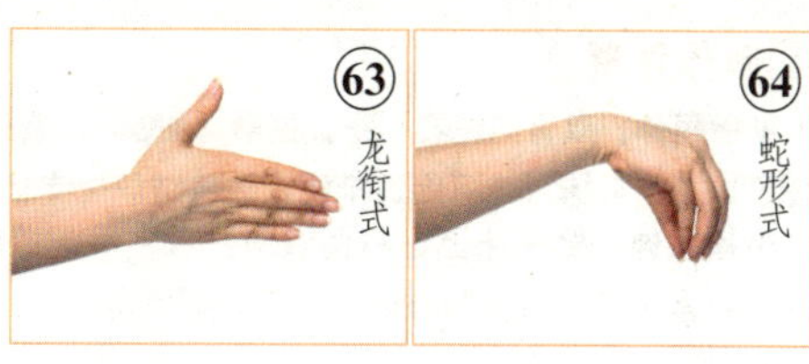
63 龙衔式
64 蛇形式

5.**蛇形式**。做操者的五指均自然弯曲，指间关节屈曲呈蛇头形。以各个手指关节按摩穴位（图64）。

女性健身手操

养生功效

锻炼女性大脑及促进其四肢的血液循环，并使大脑在活动中得到充分的休息。

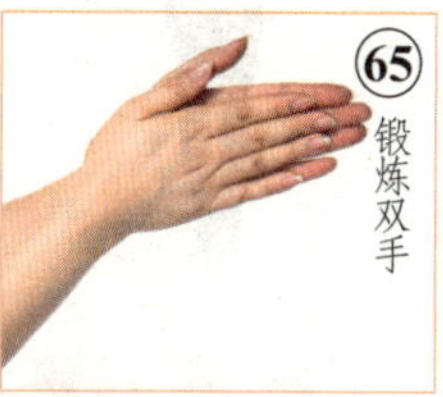
65 锻炼双手

动作详解

锻炼双手。锻炼双手的方法很多，如双手合十相互按压、互相拉伸手指、转动手腕、相互揉搓掌心等（图65）。

点按手臂穴位的手操

养生功效

可缓解心绞痛。

动作详解

点按阳池穴。用左手拇指点按右臂阳池穴108次，再换成右手，每天早晚各一次。

双臂平举屈伸手指手操

养生功效

治疗各种常见病，调理气血经络。

动作详解

1.**食指屈伸**。双臂向左右平举，握拳（图66），食指一屈一伸100次（图67、图68）。经常练习，可促进排便，改善结肠炎症状。

2.**小指屈伸**。躺在床上，将两臂向左右平举，握拳，使小指一屈一伸100次。经常练习，可控制心悸、改善心脏病。

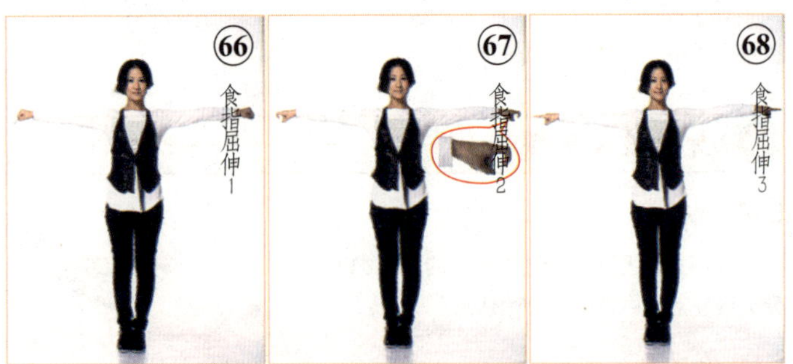

国医小课堂

做手操防治鼠标手

鼠标手是腕管综合征，不良的腕部使用习惯及对腕关节的过度重复使用，均可引起鼠标手。除了常用电脑工作的人群，外科医生、司机、演员等也是鼠标手的多发人群。厨师长时间保持一个动作，也易患鼠标手。有关专家建议，应在工作前后、休息时多做手操，活动腕关节，促进腕部血液流通，并坚持不懈地长期做手操，每一动作保持几秒钟，不能半途而废。

另外，有资料显示，患鼠标手的人以30～60岁的女性居多，且发病率比男性高3倍，所以女性更应多做手操，以免患上鼠标手。

第三节 儿童健脑手操

手是认识物体的重要器官，也是触觉的主要器官。专家指出，通过活动手指来刺激大脑，远比死记硬背更能增强大脑的活力，并可延缓脑细胞的衰老。这对人类智力的开发尤其对孩子的智力开发十分重要。

现代医学研究显示，手部的动作越复杂，越能积极地促进大脑的思维功能。家长应重视儿童手指的锻炼，以此来促进儿童的智力发育。因此，想要培养出思路开阔、头脑聪明的孩子，就经常让他来做这些手操吧！

保健功效

儿童健脑手操有助于锻炼孩子的大脑及大脑、小脑的平衡能力。

动作详解

□石头、剪刀、布游戏

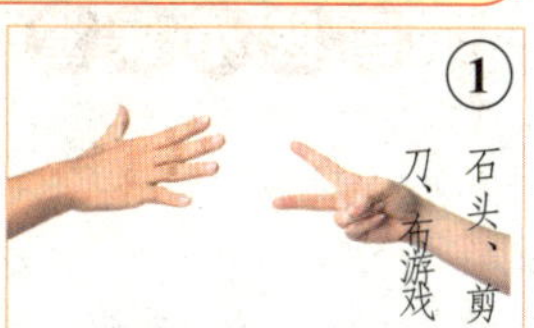

石头、剪刀、布游戏

适合年龄

5~6岁。

训练目的

锻炼孩子的灵活性、反应能力，以及手指与大脑的协调能力。

操作方法

石头、剪刀、布游戏。两个孩子一组进行石头、剪刀、布游戏（图①）。

□影子玩偶手操

适合年龄

4~8岁。

训练目的

培养儿童的形象思维能力，提高大脑对手指的支配能力。

操作方法

手影游戏。将手放在光源与淡色的墙壁或屏幕之间做影子玩偶变化游戏。在光源下，通过手的不同组合，可以变幻出各种各样的影子玩偶。如伸出双手，将两个大拇指互扣，并展开手掌扇动，做鸟飞行的动作；以一手手指平握另一手四指，在灯光下的影子像狗一样（图②）。另外，还可以做孔雀（图③）、鸭子（图④）、蛇（图⑤）等手影游戏。这个手操游戏既能锻炼孩子的大脑灵活性和手脑协调性，又能增强孩子的想象力。

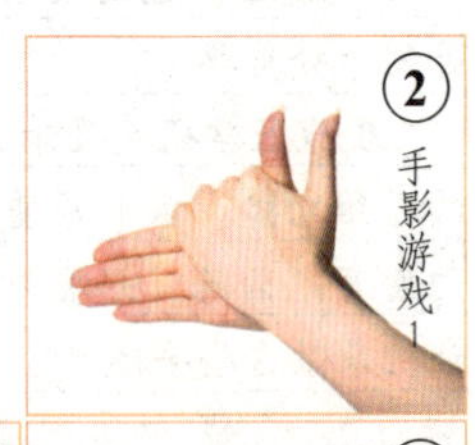

手影游戏1

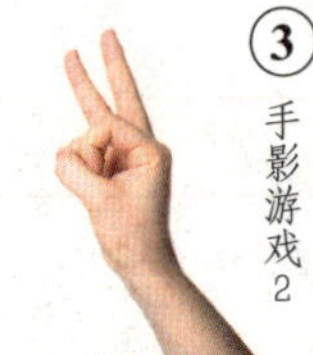

手影游戏2

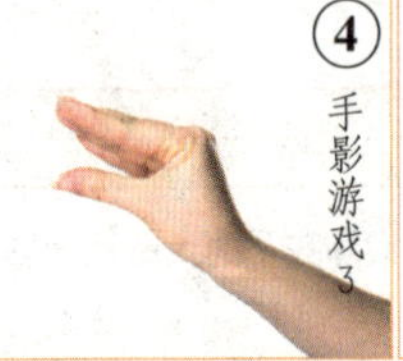

手影游戏3

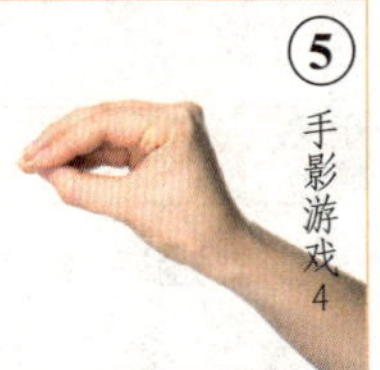

手影游戏4

国医小课堂

做手操开发儿童大脑

有专家指出，儿童都喜欢用手玩东西或直接玩自己的手指，这些动作对儿童大脑非常有益，如可以发展儿童的运动控制能力，可以增强儿童对物体的感知，提高儿童的敏感度。儿童时期大脑的可塑性最强，家长要抓紧这段时间努力培养儿童的动手能力，可多做手操，以加强对手指的刺激，从而促进脑部发育。家长在儿童做手操的时候，最好和他说说话，以做到手脑并用，边做边思考，加强手操的健脑益智效果。

□找中指游戏

⑥ 找中指游戏

适合年龄

3～10岁。

训练目的

锻炼孩子对手指的准确把握能力，并训练孩子的判断能力。

操作方法

找中指游戏。一手包绕另一手的五指，尽量并拢五指，并将中指隐蔽起来，让孩子来找出中指。可将中指放入手掌圈的不同位置，反复多次（图⑥）。

□折火柴游戏

适合年龄

7～8岁。

训练目的

锻炼孩子大脑对手指的灵巧支配能力及感觉能力。

操作方法

折火柴游戏。将几根火柴（或其他棍形物）放在中指背侧，用食指和

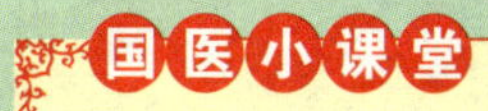

手操可促进儿童对身体的控制能力

儿童时期肌肉控制和集中注意力都处在迅速发育阶段，他们可独立或合并运动自己的每一根手指，使用方法和大人非常相似，即拇指在一侧，其他手指在另一侧。他们的空间感知能力也已经发育到了一定的程度，对各个物体之间的位置更加敏感，在做手操时，他们会更仔细地确定手指的位置、关系及使用方法。在经过一段时间的手操训练后，随着控制力和敏感度的增加，他们可以把积木搭得更好，吃饭时也不会再把食物撒出来了。

无名指的腹侧去按压它们，进行10次（图⑦）。然后将火柴放在食指和无名指的背侧，用中指的腹侧去按压它们，进行10次（图⑧）。

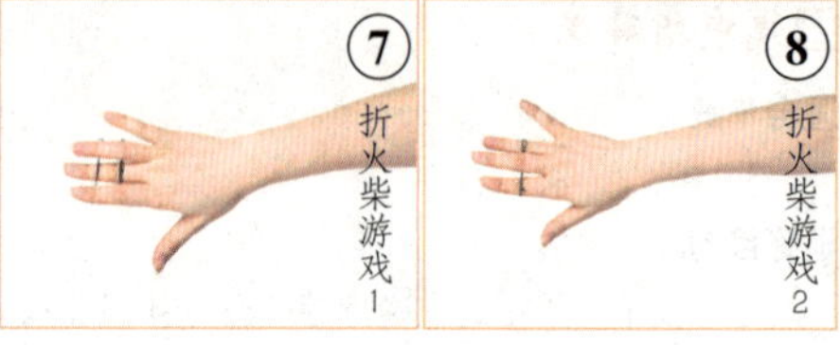
⑦ 折火柴游戏1
⑧ 折火柴游戏2

□数数手操

适合年龄

1～3岁。

训练目的

锻炼大脑对手指的支配能力，提高手部动作的熟练程度。

操作方法

数数手操。教孩子用自己的手指来表现1（图⑨），2（图⑩），3（图⑪），4（图⑫）……在反复的练习中，儿童的大脑就能得到锻炼。

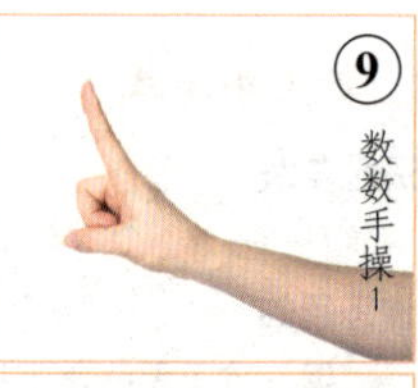
⑨ 数数手操1

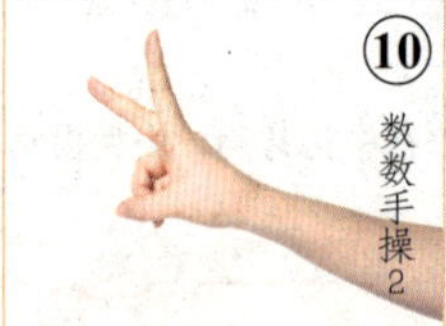
⑩ 数数手操2

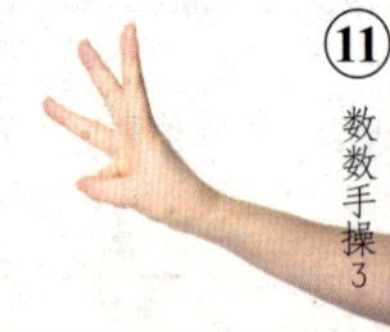
⑪ 数数手操3

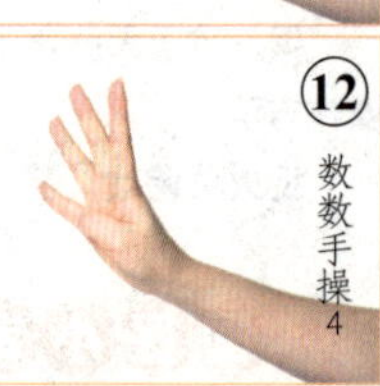
⑫ 数数手操4

□接抛硬币

适合年龄

7～10岁。

训练目的

锻炼手腕的灵活度，刺激手掌的劳宫穴。

操作方法

接抛硬币。准备一枚硬币，将硬币放在一只手掌上，然后往上抛，用另一只手掌接住落下的硬币，再将硬币往空中抛，然后换手接住。如此反复地交替双手接抛（上页图⑬）。

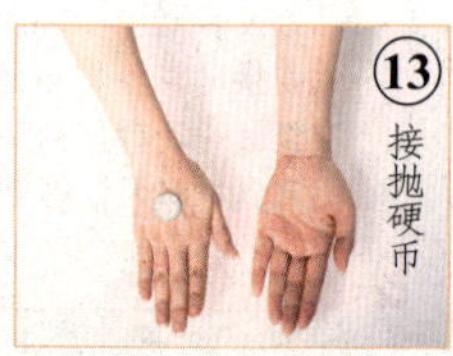
⑬ 接抛硬币

□“1”打“4”游戏

适合年龄

7～10岁。

训练目的

锻炼孩子的左右脑及左右手的协调能力。

操作方法

“1”打“4”游戏。一手手指做枪状，指向另一手；另一手将拇指内扣，另四指并拢做手形“4”，然后，迅速调换两手的手形，即左手打右手，右手打左手，同时嘴里念“1”打“4”，进行10次。速度要逐渐加快（图⑭）。随口令迅速左右手交换手势。

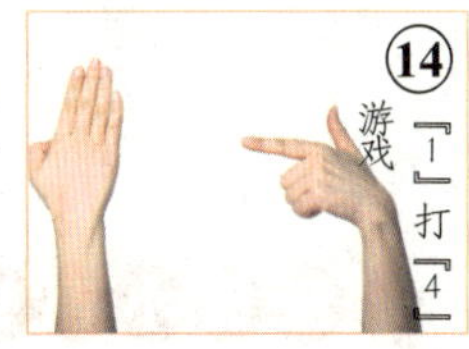
⑭
“1”打“4”游戏

□抽火柴游戏

适合年龄

7～10岁。

训练目的

锻炼手的握持能力，促进经络血液运行。

操作方法

抽火柴游戏。用一只手紧紧抓住几根火柴（或其他棍形物），然后用另一手来抽，抽出的火柴根数越多越好（图⑮）。

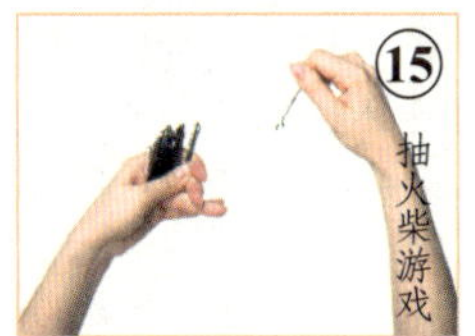
⑮
抽火柴游戏

□平衡感练习手操

适合年龄

9～10岁。

训练目的

锻炼孩子左右脑协调能力及手指灵活反应能力。

操作方法

平衡感练习手操。两手各握一支笔，左手的笔在纸上画圆圈，右手的笔在纸上画方形，要注意一定同时进行。每天可以画10遍。速度要慢慢加快（图⑯）。

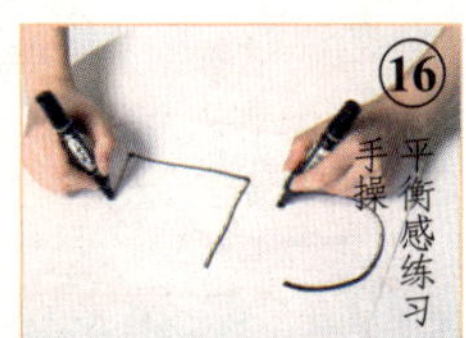
⑯
平衡感练习手操

□橡皮圈手操

适合年龄

7～10岁。

训练目的

锻炼手指动作准确能力及快速反应能力。

操作方法

橡皮圈手操。两个孩子一组，将两条橡皮圈同时套在两个孩子的一只手上，套好后两人开始争夺，看谁先把对方的橡皮圈夺过来。

国医小课堂

孩子需要手操

许多父母都希望自己的孩子聪明好学、出类拔萃，所以非常重视孩子的早期教育开发，很多父母从胎教开始就教孩子学习知识。但是，很多人在让孩子学习的同时，在生活中，却不让孩子去动手做力所能及的事情，忽视了最好的智力开发——健脑手操，这样非常不利于孩子的智力发展。许多从小受到家人呵护的小孩子，很少动手做事情，因此，手、眼、脑的协调能力比较差，不仅影响动作、肢体运动的能力，还导致手工劳动能力不强。针对这种情况，家长就应该有意识地去帮助孩子提高动手能力，使孩子在劳动的时候不断刺激大脑的发展，进而提升孩子的智力发育。

大部分的健脑手操做起来，可以产生肢体、动作的节奏感，熟练地重复练习这些手操，可以增强身体内在的节奏感和思考、语言、音乐、韵律的配合能力，有助于挖掘儿童的舞蹈潜能。

专家指出，手操可以提高人的智力。经过20个小时手操训练的人，阅读速度平均提高10倍左右，效果好的人达到28倍。

因此，多做手操对儿童时期的智力开发是至关重要的，很多聪明的人，他们在婴幼儿时期都有意无意地经历了手指活动的锻炼。

第四章 中医力荐的防病保健养生操

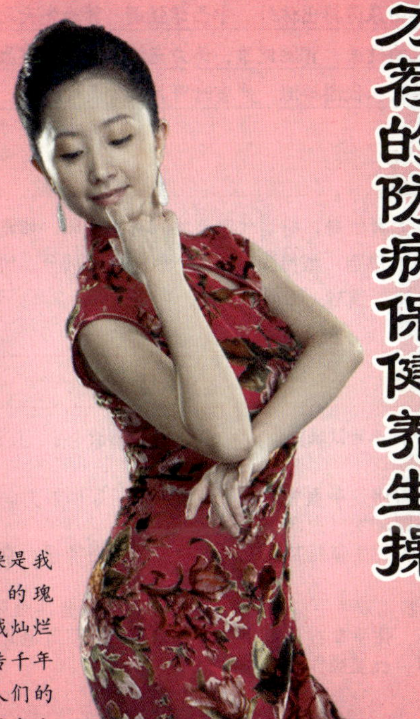

保健养生操是我国中医文化中的瑰宝，是中医领域灿烂的明珠，在流传千年的过程中，为人们的身体健康做出了突出贡献。常做防病保健养生操可以让你免受疾病的侵袭，健康快乐每一天。

第一节　滋养肾脏养生操

肾是人体重要的排泄器官，每天把体内多余的水分和大量代谢废物输送到膀胱，再由尿道排出体外。中西学强调，肾为先天之本。肾脏健康与否直接影响人的健康。肾脏健康，体力充沛；肾脏不健康，会直接影响人体对水分的吸收和代谢排泄，严重时可导致肾衰竭。

养生功效

调整经脉，固肾健身；排泄代谢产物和有害物质，如毒物、药物等，确保人体内环境的稳定；维持酸碱平衡；保持体液成分，维持体液电解质平衡；促进内分泌，调节人体生理功能。

动作详解

1.**向下推摩腹部**。用手掌从胸部剑突向下平推至耻骨联合处，反复操作30次（图①、图②）。

2.**按摩气海**。接着用双手重叠放在气海上，先沿顺时针方向按摩30次，再沿逆时针方向按摩30次（图③、图④）。

3.**揉捏睾丸**。男性用手掌搓热后轻握住睾丸，缓慢揉捏。直至睾丸产生酸胀感为止。

4.**按摩睾丸**。接着用双手手指将睾丸捏住、提拉，反复按摩30次。

5.**按摩腹股沟下**。用手掌或手掌小鱼际按摩腹股沟下近毛际处，由上到下或由下到上按摩，反复操作30次。

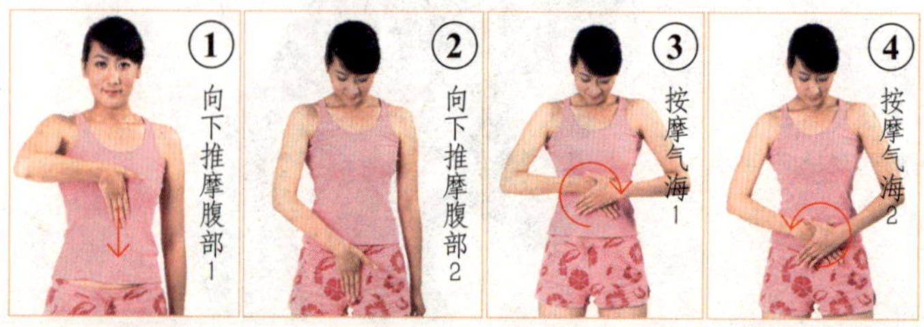

① 向下推摩腹部1

② 向下推摩腹部2

③ 按摩气海1

④ 按摩气海2

第二节　调理脾胃养生操

脾胃经行于腿的两侧和胸腹部，所以揉搓或敲打两腿或推摩胸腹都是滋养脾胃的好方法。

养生功效

能通经活血，健胃消食，促进身体的新陈代谢，强健脾胃，加速排出体内的有毒物质，预防各种疾病。

动作详解

1. 正襟危坐。在某些需要正襟危坐的场合，如果座椅是硬座最好，坐在座椅前1/3处，使大腿后面不要受到椅子边缘的压迫，仅用坐骨着力、会阴区不受压迫，有利于气血运行。两手扣于膝盖上，中指放在髌韧带上，食指轻点内膝眼，无名指轻点外膝眼（即犊鼻穴），掌心劳宫穴贴在髌骨上方的鹤顶穴，小指置于膝关节外侧胆经所过位置，拇指置于内侧脾经所过位置。调整上身保持中正，留意于手掌与膝关节的接触位，手掌可以感到膝关节内温暖舒适。也可以同时配合向外勾脚尖以锻炼足三里、阳陵泉。时间随意，以感到舒适为度。但因"久坐伤肉"，不可过度练习，以免适得其反（图①）。

2. 掌熨三穴。坐姿同上，仅手掌位置不同。先两掌对擦至发热，然后双手掌心向下，用掌心的热度温熨大腿前外侧足阳明胃经的伏兔穴、阴市穴和梁丘穴，每穴温熨的时间根据舒适度自由选择。可反复搓摩温熨（图②）。

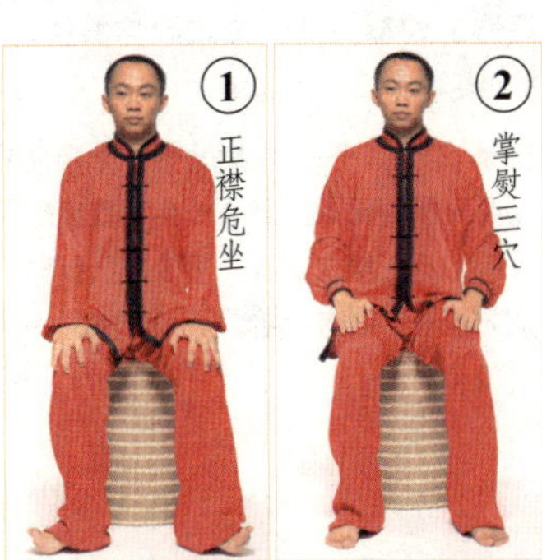

3.坐抻足阳明。 坐于沙发或办公椅上，两腿并拢（或分开）伸直，足跟用力蹬，足尖用力内勾，使腿部足阳明胃经循行线上的肌肉绷紧，坚持片刻，会感到腿部肌肉发酸，有时会感到肌肉发热甚至颤抖，坚持一会儿，慢慢放松。练习过程中，如果口中唾液增多，要分次咽下，用意送入小腹。练习时意念最好专注于腿部（图③）。

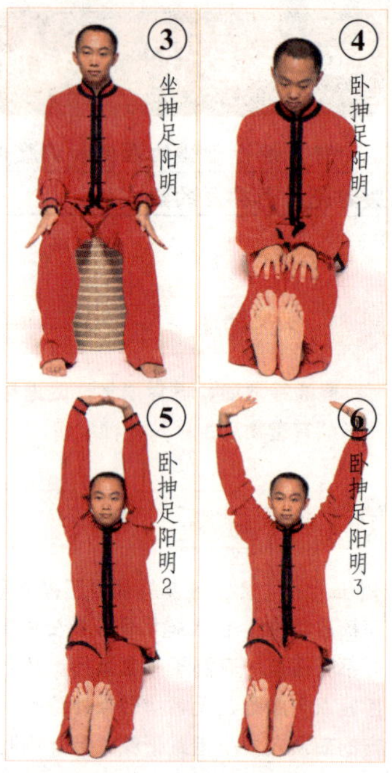

4.卧抻足阳明。 临睡前，坐于床上，两腿并拢伸直，蹬脚跟，勾脚尖，两目注视两大脚趾，尽可能不眨眼。两手扣于膝盖，方法同正襟危坐。如果伸直腿后上身不能保持垂直中正者，可以把臀部垫高，或者坐在沙发边上，把脚放在地上练习（图④）。仰卧平躺姿势，屈膝或伸直腿，仍然为蹬足跟、勾脚尖姿势。还可以配合两手托天理三焦姿势或者环抱姿势练习。有些人一伸懒腰蹬腿就会腿肚抽筋可采用蹬足跟、勾脚尖的方法蹬腿伸懒腰，则可以避免腿肚抽筋的情况（图⑤、图⑥）。

5.刺激三里。 如果站着，就稍息前伸一只脚，然后勾脚尖。如果坐着，可以两只脚同时做。坚持一会儿就会感到足三里往下有发热感，这个方法可以有效刺激足三里穴周围。不敢自己针刺，又怕艾灸烟熏，又要避免因拍打穴位让别人担心下肢有病者，可以经常采用这种方法。脚尖外勾，则可以刺激胆经的阳陵泉。

第三节 大师级国医强烈推荐的“站桩养生法”

养生桩有站式、坐式、卧式和行走式之分，主要以站式为主。站养生桩以形控意，来调整全身，不需要敲经打穴，不讲周天运行，也不讲意守丹田，却能锻炼筋骨、气血和脏腑的功能并能调养精神，甚至改变气质。

这个融武术健身、中医养生、道家修炼为一体的养生桩，是目前所有调整身心方法中最简捷、最便利、最安全且见效最快的一种方法。它能从根本上消除阳虚给人带来的一切身心问题，是消除无意识紧张的捷径。

养生功效

站桩能够调节神经功能，调整呼吸，增强血液循环和新陈代谢，因而对神经系统、肌肉系统及新陈代谢各方面的病症，特别是急性转为慢性的病症，都有较好的疗效。

动作详解

1.**站养生桩**。选个阳光充足，空气流通的场地，有水有树之处更相宜（忌迎风站立）；做动作前应排除大、小便，并把衣扣腰带松开。早上起来站养生桩朝东最好（可升发人的阳气），晚上则朝西最好（收敛，藏精气、养阴）；自然呼吸，内外放松，松肩下垂，身躯挺拔，腰脊骨垂线成直；不思考，不费力，想天空虚阔，洗涤情缘和尘俗万虑。两脚与肩同宽，膝盖部稍弯曲，感觉“咯噔”一下即可。目视前方。膝盖不超过足尖，可使膝盖不受太大的力，把体重放在前脚掌的2/3处；腰略后突，胯微下坐，臀部慢慢地往后靠，如同坐一个高凳，似坐非坐，以保证小腹松圆（下页图①、下页图②）。

站养生桩时，要把重量放在前脚掌的2/3处，想象足跟下各踩着一只蚂蚁，既不能把蚂蚁踩死，也不能让蚂蚁跑掉，体会那种细微的劲儿，脚后跟始终要有点虚悬的意思，不要真正离开地面。虚悬的目的是把足阳明胃经、足太阳膀胱经、足少阳胆经三条阳经的经气调动起来。

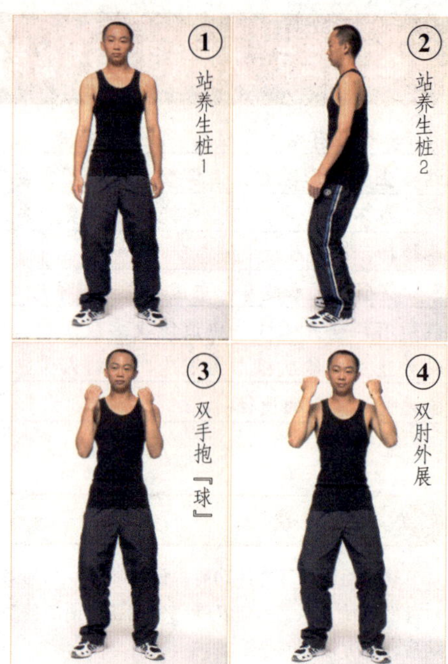

①站养生桩1　②站养生桩2　③双手抱「球」　④双肘外展

2.双手抱“球”。双手抬起，两臂平行，肘部与肚脐同高（图③）。双手回抱，手抱在胸前做一个深

国医小课堂

站桩养生强六经

一个简单的足跟踩蚂蚁，可启动三条阳经上的养生大穴：

◎足少阳胆经的阳陵泉，主一身之筋，该穴有强筋壮骨之功。

◎足太阳膀胱经的承山穴，可以祛湿升阳，对排除体内湿邪有奇效。

◎足阳明胃经的足三里（长寿穴），是全身性的强壮要穴。

这一动作可以同时锻炼足六经。

呼吸，用鼻吸气，口微张；想象自己是在公园里散步，观赏着美丽景色，呼吸着新鲜空气，甚至闻到松柏散发出的阵阵香气，这时的思想和肌肉将自然地进入放松状态。掌心内凹，十根手指张开以后，里面的关节往里面夹，外面的关节往外面顶，虎口是圆撑的。腕关节不能僵死，两个肩膀撑开。十根手指之间要如同夹一根香烟，不能让它掉下来。双手如同抱一个氢气球，用力轻了这个气球就飞出去了，用力紧了这个气球就爆了。用心体会这种松而不懈、紧而不僵的感觉。

3.**双肘外展**。双手保持原位不动，双肘稍微向外展开，双手在脐上的位置高不过眉。设想站立在齐胸深的温水中，身体随波晃动，在煦暖的阳光下，舒舒服服地站着（上页图④）。

4.**抬高双手**。双手抬到比双肘稍高的位置，双手略高于肩（图⑤）。把注意力放在身体上，感受一下身体各部分是否放松了，有紧张感的部位，稍稍地调节一下。

5.**微抬双肘**。双肘再稍抬高，但仍略低于双手（图⑥）。等身体放松下来时，用心感受身体与水波之间的阻力。

6.**十指张开**。双手十指自然张开，双臂在胸前做抱球状（图⑦）。身体充分放松，气沉于小腹，感受阳光普照

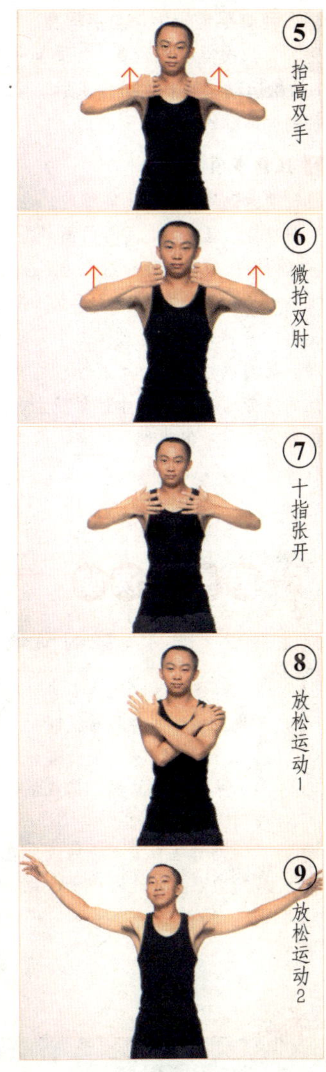
⑤ 抬高双手
⑥ 微抬双肘
⑦ 十指张开
⑧ 放松运动1
⑨ 放松运动2

感。两脚平铺于地，与肩同宽，全身很随意地放松下来，双手在胸前环抱，臀部慢慢地往后靠，如同坐一个高凳，似坐非坐。

7.**放松运动**。站养生桩结束后，可拍打一下双肩（上页图⑧），做一些柔和的伸展动作（上页图⑨）。

注意事项

◎饭前、饭后一小时不宜练功。在站养生桩过程中，脚趾要有节奏地抓地，也叫抓挠。抓挠时，足心的涌泉穴也会随之一松一紧，有人能明显感到气血在体内微微鼓荡，传导到掌心，连劳宫穴也调动了，既养心又养肾。

◎最忌讳的一点就是迎风站立。当出汗后，要马上添衣服，避风寒。每天抽出10分钟来站养生桩，一个月后如感觉很舒适，可延长到20分钟或半小时。时间以心脏的搏动及呼吸的次数不失常态为准；以次日清晨起床时不感到疲劳为度，站养生桩后精力旺盛，是运动量恰到好处的标志。在锻炼的初期，看着电视也可以做，聊着天也可以做，每天下班回家后边看电视边站半个小时，也不浪费时间。

国医小课堂

随时随地可站养生桩

站养生桩的关键是意念想象，这也是每一个修习气功者必须做到的。当你昏昏欲睡时，可以把眼睛闭上，身体放松，想象着一轮红日从脚底升起，一轮明月从头顶落下，日月会于小腹，头脑一片清明，脚底温暖如春。这与站养生桩的道理有异曲同工之妙。

站养生桩宜把握好度。在站养生桩时留有余力，站养生桩后精力旺盛，是运动量恰到好处的标志。

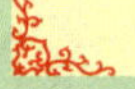
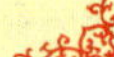

第四节　长命拍打功二十式

拍打功是我国中医学的宝贵遗产，在医疗保健及抢救方面发挥了积极的作用，抢救时常使用的心肺复苏术就是拍打功的一种。民间有句谚语："拍打气畅，气长命长"，这就说明拍打可以让身体的气血运行更加顺畅。

拍打二十式

现代人病痛多，拍打疗法不但直接、简单，而且有效。以拍打疗法为基础，结合中西医理论发展出来的"长命拍式"是一种健康疗法。每一招、每一式都有依据。做完全套共约18分钟，但每天基本只要做2～3分钟，就能常保健康。

□抖浊去瘀回春功

动作详解

1.**全身抖动**。全身放松，以腰为中心发力带动身体，整体从上到下抖动（图①）。

2.**全身放松**。抖动时注意全身放松，抖动的方式要有规律，由慢而快、由快而慢，如此反复，才能达到养生效果。

□扭腰转臀冲任督

动作详解

1.**扭腰**。全身放松，以腰为中心带动全身，左右扭转，同时双手左右摆动。

2.**双手交叉拍打**。摆动时，双手交叉以手掌拍击肚脐、小腹，后手背拍击命门。

3.**拍水分、命门**。动作

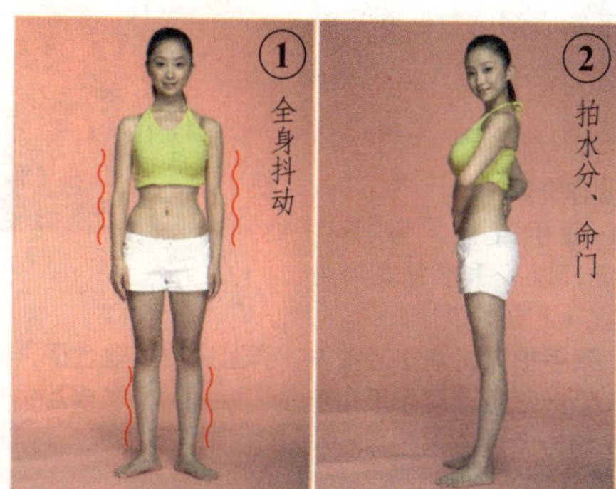

由小渐大，身体顺势下蹲，并保持上身正直，前手大鱼际过肩拍击水分及对侧风门、肺俞；后手仍然以手背拍击命门（上页图②）。

□叩头醒脑

动作详解

1.**五指捧球。**全身放松，让双手掌心相对，五指弯曲，如捧球状放在头的两侧（图③）。

2.**叩击偏头。**由前额向头两侧相对叩击，顺序经前额、偏头、耳上至后脑，反复数次，身体健康的青年人可加强力度（图④）。

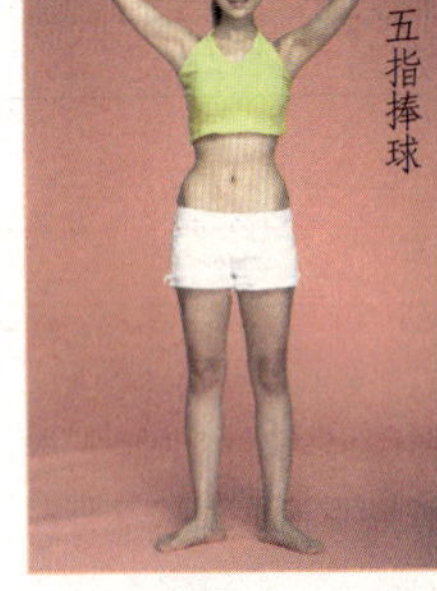
③ 五指捧球

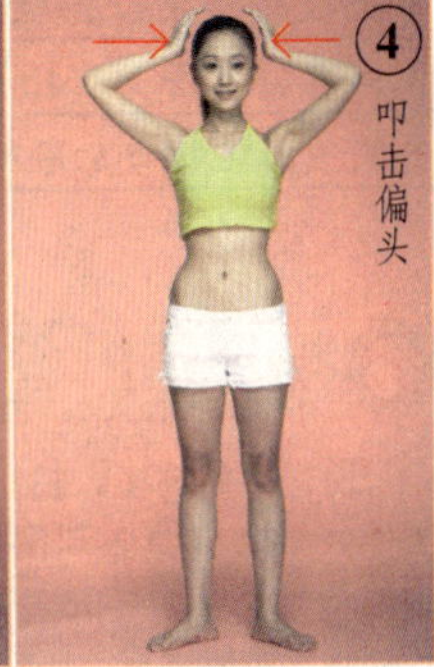
④ 叩击偏头

□脾胆贯穿

动作详解

1.**脾胆贯穿。**以右手鱼际轻击左肩井，同时左手掌心贴放肚脐丹田处（图⑤）。

2.**脾胆贯穿。**以左手鱼际轻击右肩井，同时右手掌心则贴放肚脐丹田处（图⑥）。

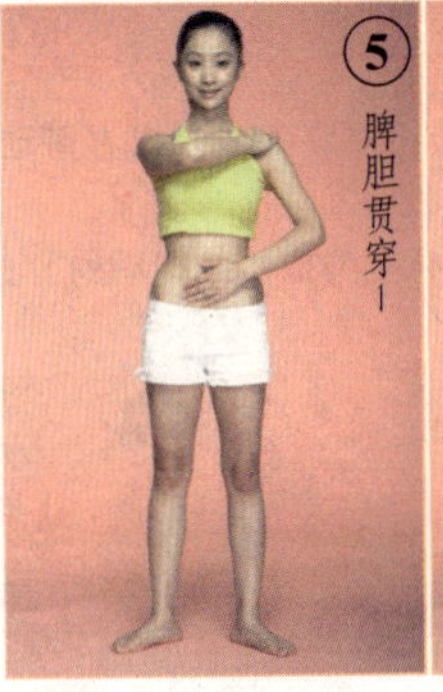
⑤ 脾胆贯穿1

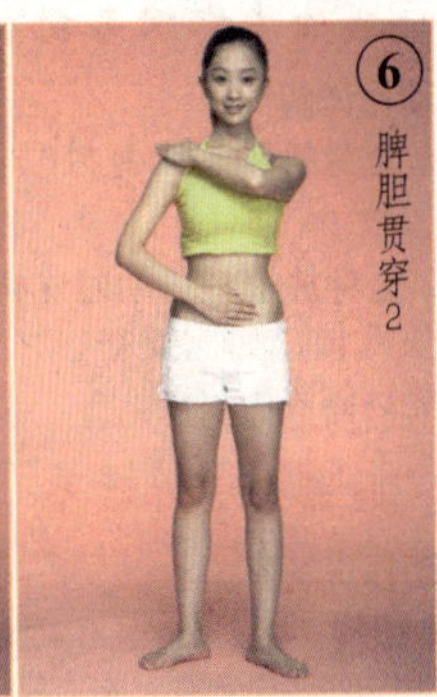
⑥ 脾胆贯穿2

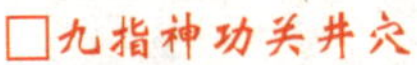

□九指神功关井穴

动作详解

1.**双手互搓。**双手互搓，以双手感觉发热为宜（下页图⑦）。

2.**双手拍掌。**双手轻拍掌，脚趾用力抓地（下页图⑧）。

3.**手指叩击。**双手手指弯曲，以指尖、掌根互相叩击。

4.**叩击大陵。**双手掌心向上，如捧莲花状，将腕部大陵穴相互叩击（下页图⑨）。

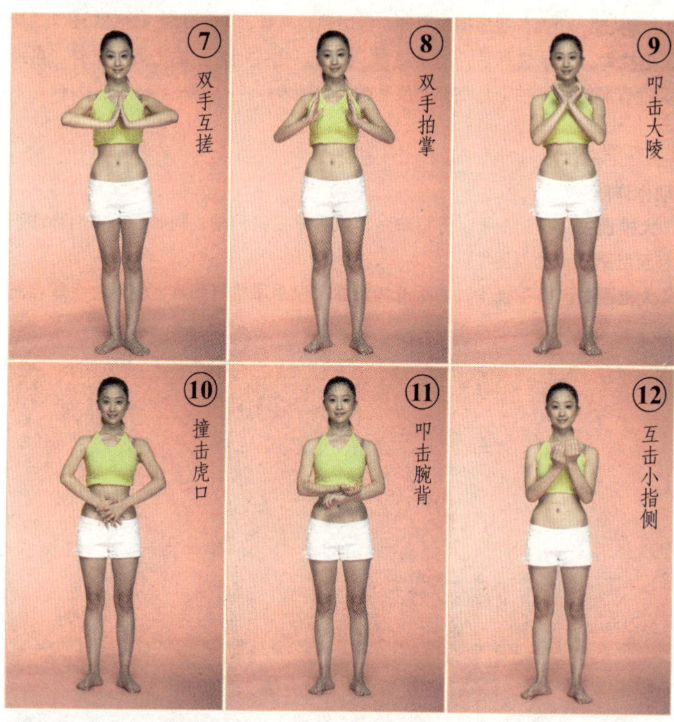

5.**撞击虎口**。双手掌心向下，虎口张开，然后左右交叉、相互撞击（图⑩）。

6.**四指撞击**。左右手其余四指张开交叉互相撞击。

7.**叩击腕背**。翻掌以双手腕背上下叩击（图⑪）。

8.**互击小指侧**。双手掌心向上，以小指侧手刀互击（图⑫）。

9.**叩击双手合谷**。双手翻转，让掌心向下，让大拇指与食指捏成鸭嘴状，其余三指自然并拢，然后互相叩击双手合谷。

□开天鸣鼓

动作详解

1.**拍击脸部**。五指自然伸直，手肘微下沉，指尖朝上，以双掌相对拍击脸部（下页图⑬）。

2.摩擦头部。由面部缓缓拍向两侧，经面颊、耳朵，再至耳后（图⑭、图⑮）。

3.拍枕骨。双掌过耳后，慢慢转掌、抬肘，指尖相对，拍击后头枕骨，再经头枕骨顺势而下拍击至肩部，反复数次（图⑯）。

□大椎关通

动作详解

1.大椎通关。举起左手，五指弯曲，以手掌拍打颈椎，同时右手掌自胸部下移至肚脐丹田处（图⑰）。

2.大椎通关。换手操作，右手五指弯曲，以手掌拍打颈椎，同时左手掌自胸部下移至肚脐丹田处（图⑱）。

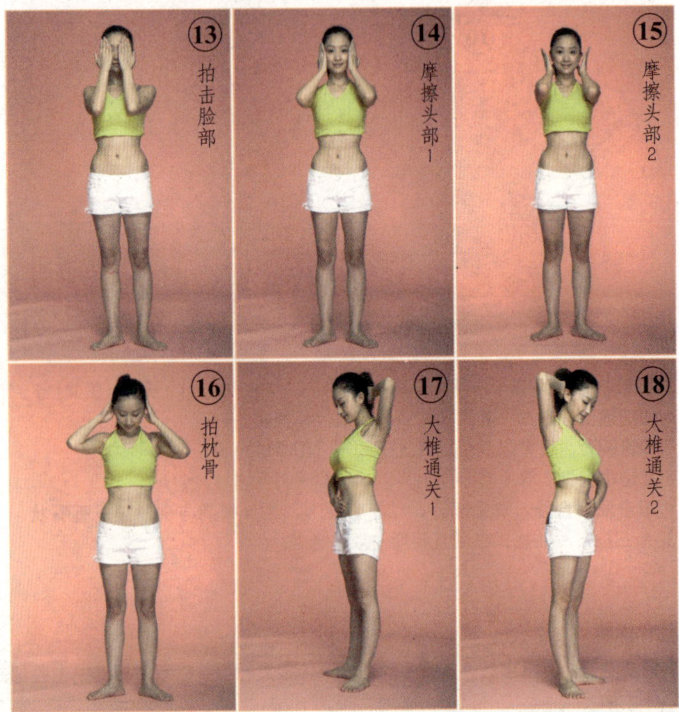

行气活血心肺功

动作详解

1.**左手拍云门，右手贴丹田。**以左手掌根轻捶右肩下胸窝云门、中府两穴，同时右手掌心贴放在肚脐丹田处（图⑲）。

2.**右手拍云门，左手贴丹田。**换手操作，以右手掌根轻捶左肩下胸窝云门、中府穴，同时左手掌心贴放在肚脐丹田处（图⑳）。

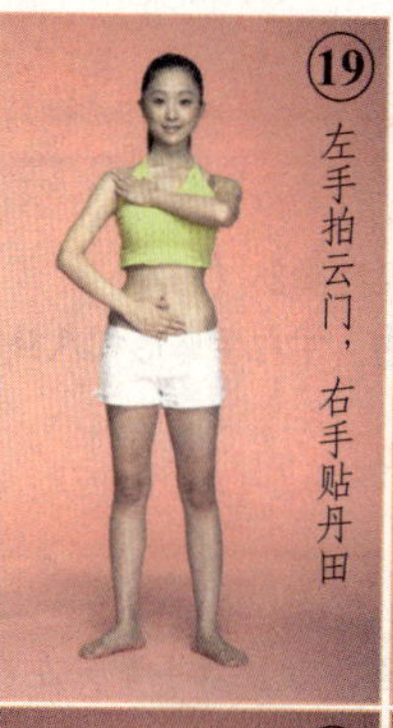

⑲ 左手拍云门，右手贴丹田

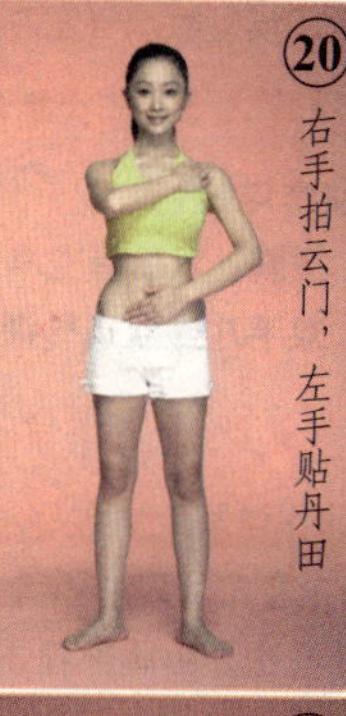

⑳ 右手拍云门，左手贴丹田

运气化血三阳功

动作详解

1.**左手空拳轻捶。**右手平肩前伸，掌心翻向下，左手握空拳，由右手掌背轻捶至肩颈处，反复数次（图㉑、图㉒）。

2.**右手空拳轻捶。**换手操作，左手平肩前伸，掌心向下，右手握空拳，由左手掌背轻捶至肩颈处，反复数次（图㉓、图㉔）。

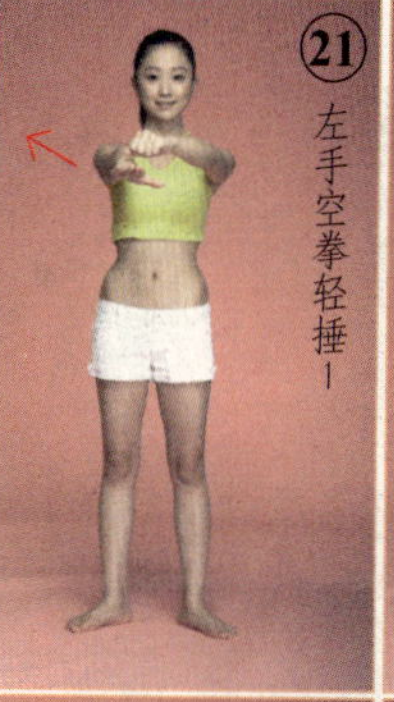

㉑ 左手空拳轻捶1

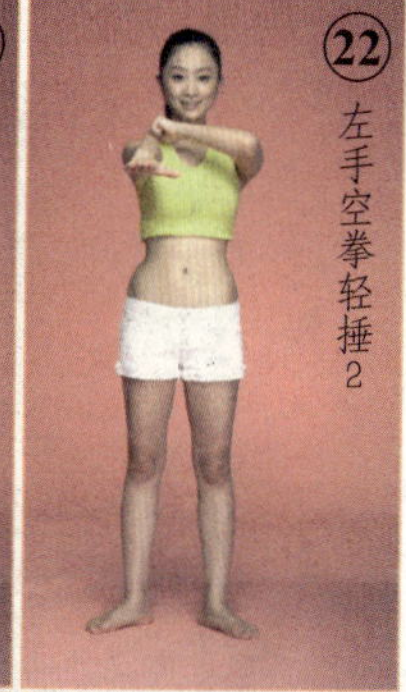

㉒ 左手空拳轻捶2

舒筋活络三阴功

动作详解

1.**右手空拳捶打。**左手平肩前伸，掌心向上，右手握空拳，由肩颈轻捶至指尖，反复数次（下页图㉕、下页图㉖）。

2.**左手空拳捶打。**换手操作，右手平肩前伸，掌心向上，左手握空拳，由肩颈轻捶至指

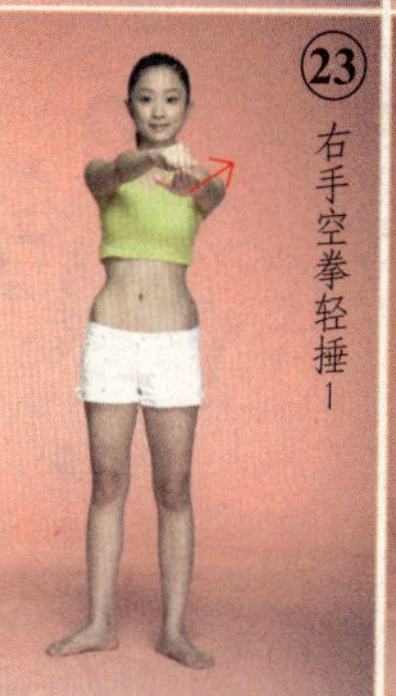

㉓ 右手空拳轻捶1

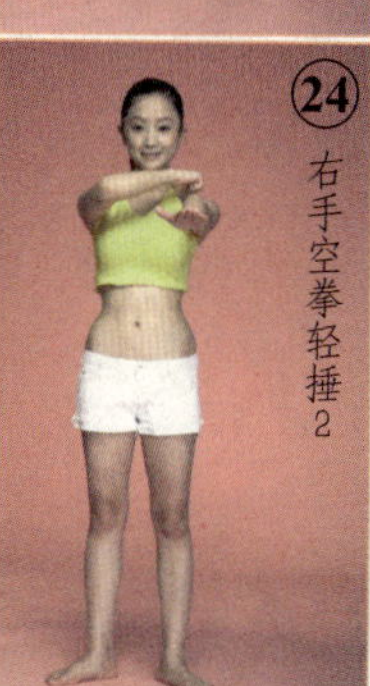

㉔ 右手空拳轻捶2

尖，反复数次（图㉗、图㉘）。

□前八封转小乾坤

动作详解

1.**捶胸**。双手握空拳轻捶胸部（图㉙）。

2.**双手八卦状运转捶击**。左右手环形如八卦状正反运转捶击（图㉚）。

□大乾坤上下齐功

动作详解

1.**准备式**。双手握空拳。

2.**捶击**。由胸部捶击至下腹。双手拳分左右上下在胸、腹部如八卦状运转捶击（图㉛、图㉜）。

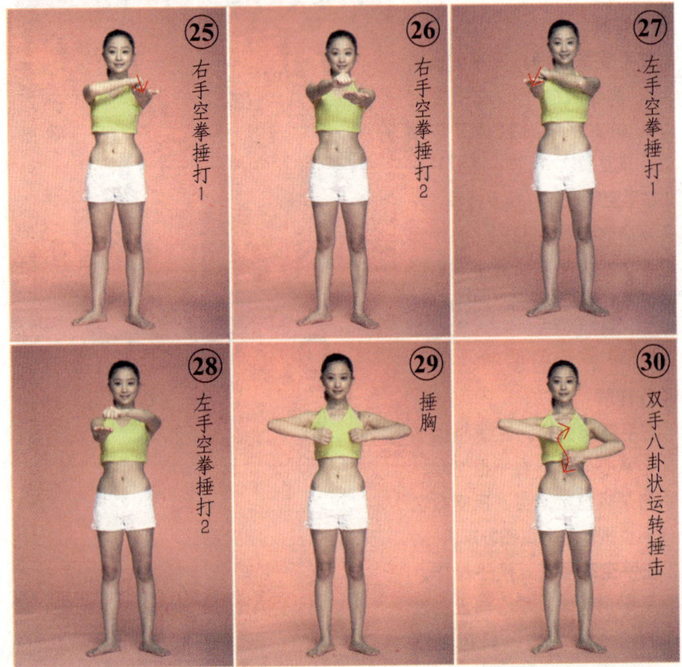

□泌尿生殖荐尾功

动作详解

1.**准备式**。上身向前俯、弓腰、抬头。

2.**捶击腰部、荐尾部**。双手握拳以手背部持续捶击腰部，并扩及荐尾部。

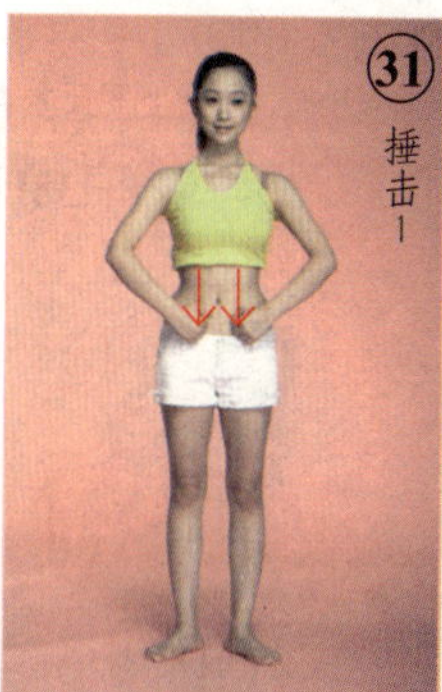

31 捶击1

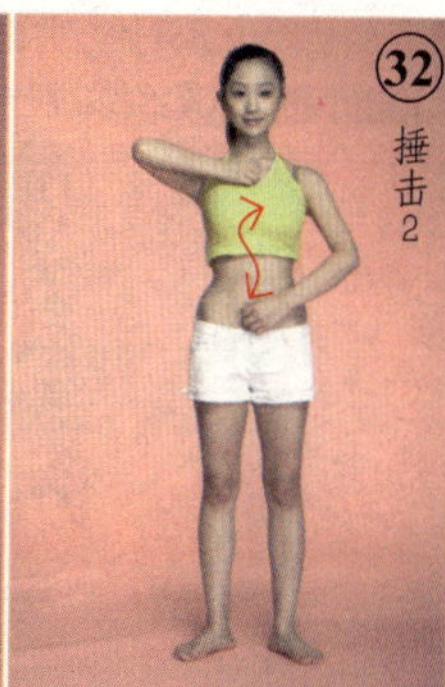

32 捶击2

□腰肾命门先天功

动作详解

1.**轻捶双腰部**。双手握空举，以拳背轻捶双腰部。

2.**捶击命门**。双手左右移动交互捶击命门（图㉝、图㉞）。

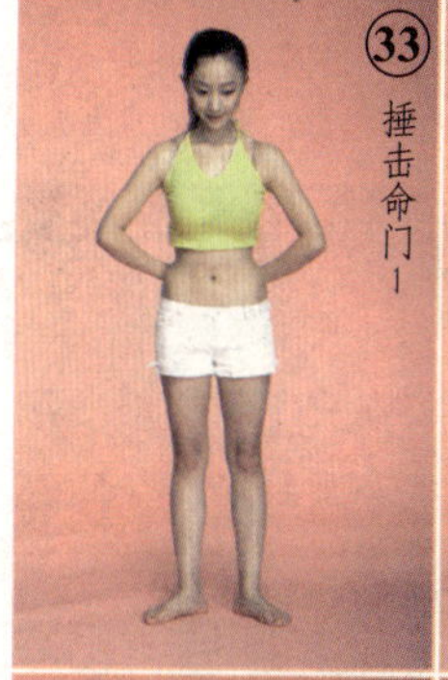

33 捶击命门1

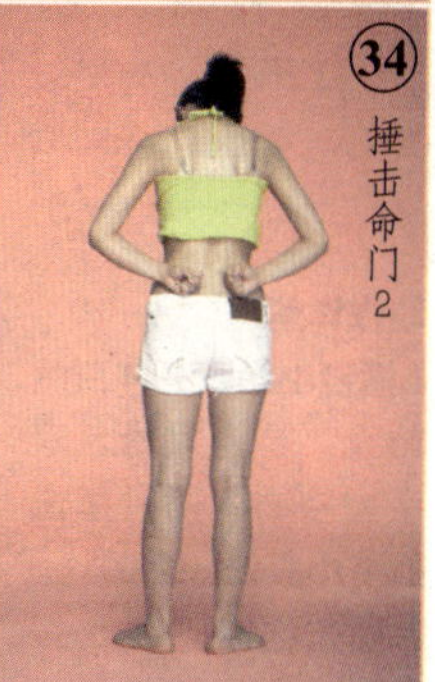

34 捶击命门2

□强腿筋骨足三阳

动作详解

1.**拍击臀部上方**。上身微向前俯、弓腰、头下垂，然后用双手掌心拍击臀部上方（图㉟）。

2.**拍击大腿后、外侧**。顺着大腿后、外侧拍击至脚后跟、踝部，如此上下反复数次（图㊱、下页图㊲）。

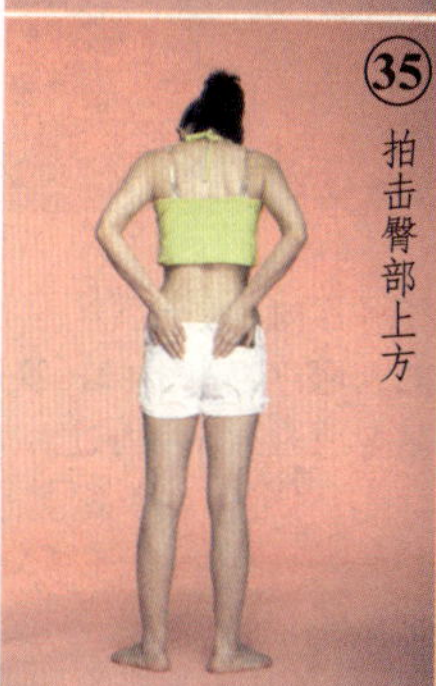

35 拍击臀部上方

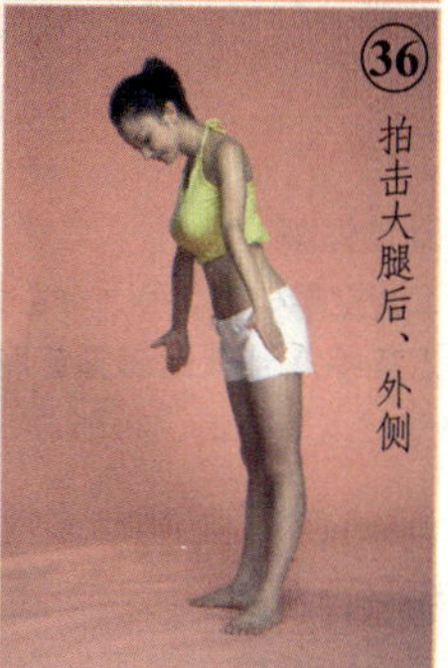

36 拍击大腿后、外侧

□充盈骨髓足三阴

动作详解

1.**拍击脚踝**。用掌拍

击，由脚踝内侧开始，并顺势而上（图㊳）。

2.**拍击小腹**。双掌经膝、股内侧至小腹，如此上下反复数次（图㊴）。

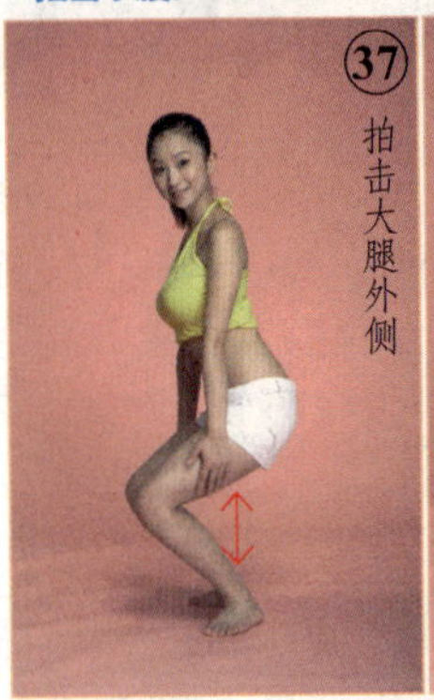

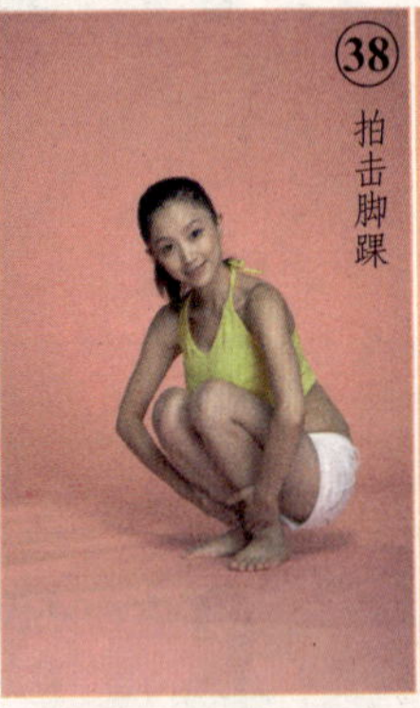

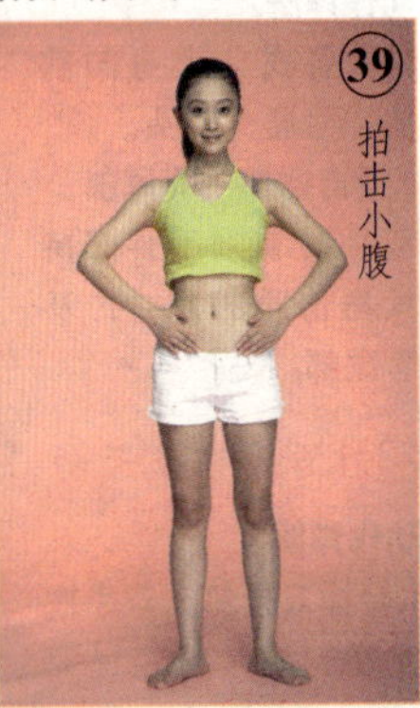

□延寿功

动作详解

1.**捶击小腹**。身体自然站直，全身放松，双手握空拳，同时捶击肚脐小腹处（图㊵）。

2.**捶击要求**。捶击力度由小到大，由慢到快，反复数次。

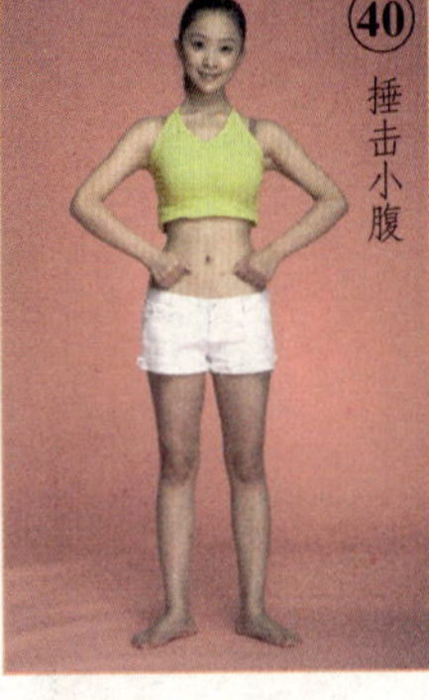

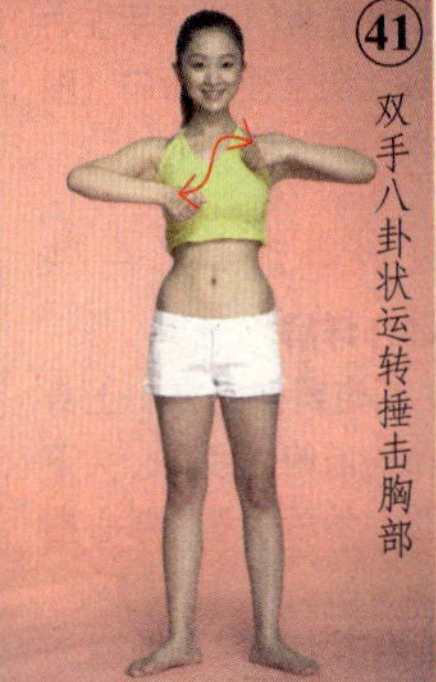

□强心功

动作详解

1.**握空拳捶击**。双手握空拳自小腹向上捶击。

2.**双手八卦状运转捶击胸部**。顺序经膈上胸，双手并在胸部正反交互如八卦状运转捶击，胸部为脏腑要地，不宜用力过大（图㊶）。

□阴阳和合乾坤转

动作详解

1.**手握空拳**。双手握空拳，自上往下捶击至小腹，再由下往上捶击至胸

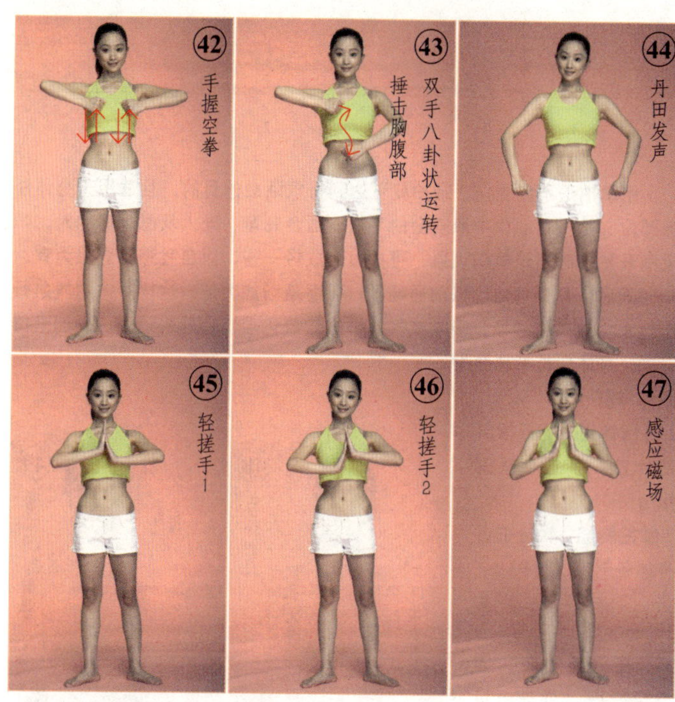

部，如此反复数次（图㊷）。

2.**双手八卦状运转捶击胸腹部。**双手分开，自上到下捶击小腹及胸部，同时左右交互上下如八卦状捶击（图㊸）。

3.**丹田发声。**结束捶击，同时用丹田发出“嘿！嘿！”两声（图㊹）。

□天人合一长命功

动作详解

1.**轻搓手。**轻搓双手，咽津一口（图㊺、图㊻）。

2.**感应磁场。**指尖朝上，掌心相对，距离10～15厘米，置放于膻中前约10厘米处，感应静磁场，站1～3分钟（图㊼）。

拍打手法

□松掌拍打法

用掌拍法不会受伤，轻拍就可达到行气活血的目的，且适用于身体任何部位，是气功动作中最安全的手法，适合儿童、老人及患重病的人。如果刚开始拍时出现气闷现象，可把力道放轻一些，以自我感觉舒服为宜。3～5天后，如果气血比以前通畅了，可逐渐增加力道。这样身体的气血行走起来会越来越顺畅，吸收氧气、排出二氧化碳也会越来越多，长期坚持下去，身体会越来越健康。

动作详解

1.**五指伸直**。将五指自然伸直，手掌自然放松（图㊽）。

2.**掌拍胸部**。轻轻拍击身体各部位（图㊾）。

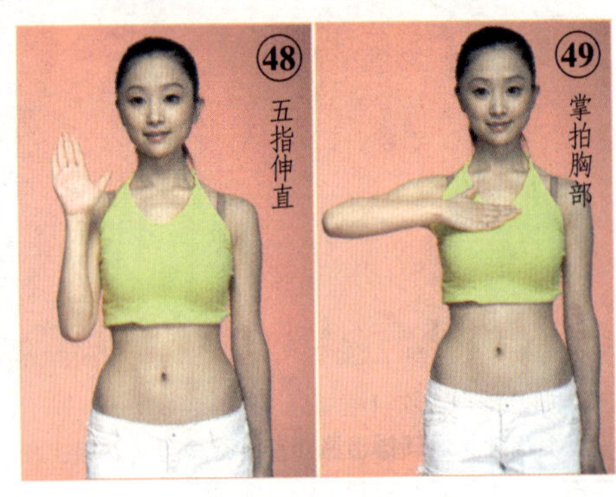

□空拳拍击法

在舒筋活血、体力较好后，可进一步做空拳拍击法。空拳也叫作虚拳，用空拳拍打时会促进血液流通。拍打时手腕要放松，这样效果比较好。此法比掌拍法有力，但不易造成伤害。

动作详解

1.**弯曲大拇指**。先将大拇指弯曲。

2.**弯曲四指**。弯曲四指把大拇指包在掌心里。

3.**空腔**。形成空腔。

4.**空拳拍击**。以空拳轻轻拍击身体部位。

□实拳拍击法

身体强健者，可以使用实拳拍击法。和空拳不同，实拳的拳头没有空腔，拍击时力度大。所以，使用这种拍击方式要很小心，否则容易受伤。拍的时候要注意，开始要轻轻地敲，由轻到重，时间再慢慢加长。小孩、老人、孕妇、重病患者不适宜此法。

动作详解

1.**轻握四指**。先将大拇指之外的四指弯曲轻握（图㊿）。

2.**五指握拳**。再弯大拇指放在外侧，好像握成拳头（图51）。

3.**实拳拍胸**。以实拳拍击身体部位，要注意拿捏力道（图52）。

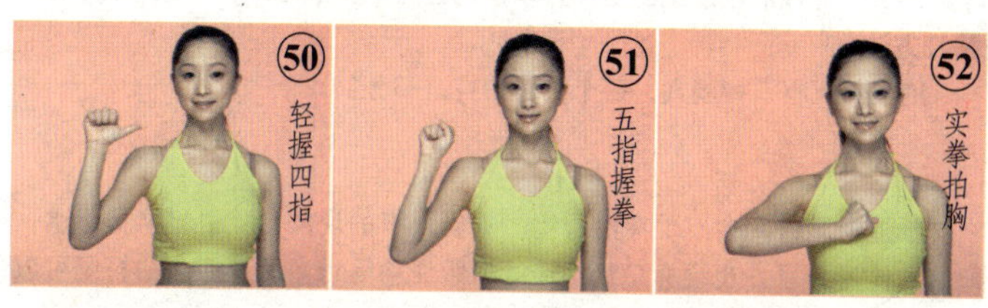

拍打的保健功效

□预防睡觉落枕

有些人睡醒会发现脖子僵硬、头部转动不顺畅，严重者可能还会有肩颈痛。

拍打方法

拍两肩，拍击颈部风池、大椎、天宗、风门等穴，每个穴位拍打2～3分钟。

□腹部减肥

上了年纪、运动少、脂肪高、肚腰粗圆者，用拍打消除腹部赘肉。

拍打方法

拍打腹部气海、中脘、天枢、大巨、带脉穴等。先用手掌按摩腹部，接着拍打，每个穴位拍打2～3分钟。

□臀部减肥

在办公室工作的人每天都要长时间坐着工作8个小时，久之，臀部会变得又宽又大，破坏了身体的均衡感。臀部过于肥胖，不仅会影响穿着的美观，过多积累的脂肪也可能会引起心血管疾病。

拍打方法

拍打臀部的承扶、环跳、胞肓、小肠俞穴，每个穴位拍打2～3分钟。

□防治便秘

工作紧张、饮食不规律，都可导致便秘。废物秘结不通，不仅会累积毒素，还会降低消化系统的工作效率，也会导致皮肤干燥、面色苍白。

拍打方法

拍腹部天枢、神阙穴，每个穴位拍打2～3分钟。

□改善中风后遗症

严重中风时，会出现突然昏倒、不省人事的现象，会引起半身不遂，即使身体康复了，也会有口齿不清或口眼歪斜等很多后遗症。拍打则可以活血祛风、通经活络，调理中风后遗症。

拍打方法

拍打四肢与背部，即手臂的曲池穴、脚部的血海穴、背部的膏肓穴。每个穴位拍打2～3分钟。

国医小课堂

五脏六腑复苏术

根据中西医学的原理，拍打身体不同的部位，各有不同的脏腑复苏功效。例如，拍打右边的肋骨可对肝胆产生作用；拍打左边的肋骨下可对脾脏产生作用；拍打腰后可对肾脏产生作用；拍打脐下小腹可对大肠、小肠、膀胱、生殖等各种脏器产生作用。

附录

第一节　流传千年的古代养生秘诀

静坐养生法

早在战国时期，庄子就主张要摒弃私欲，在静中养生。明朝的王阳明继承、发扬了这一学说，创建了静坐术。

养生功效

现代医学研究表明，静坐时人的耗氧量显著下降，心脏负荷减轻，脑血流量增加，人的身心得到充分休息，大脑功能得到积极调整，从而大大提高了人的身体素质，使人耳聪目明更加健康。

动作详解

1.静坐养生。头自然正直，忌僵硬，鼻正对肚脐，眼微闭，唇略合，牙不咬，舌抵上腭，宽衣松带，腰背放松，肩肘下沉，但不用力；身宜平直，脊椎要正，背勿靠他物，胸部可略前倾；手心向下，自然地轻放在靠近小腹的大腿根部；两脚平行着地与肩同宽，坐位以屈膝90°为宜（图①）。

2.呼吸。吸长而缓，呼短而促，行之不经意之间，静坐特别讲究运气，要求自然、不用力、摒杂念、意在丹田。

3.时间。清晨和临睡前较好。不论地点，每次静坐30分钟。

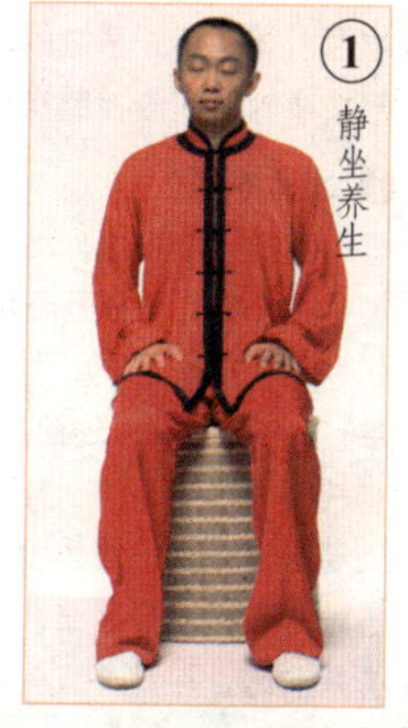
① 静坐养生

足浴养生法

足浴是足疗诸法中的一种绿色疗法，也是一种中医外治的方法。在我国，足浴疗法可谓源远流长，它是劳动人民在长期社会实践中的经验积累和知识总结，流传至今已有3000多年。足浴操作方法简单，且效果显著，已经逐步成为中老年人自我治疗和保健的主流疗法。

□养生功效

中医学的经络理论认为，五脏六腑自足三阴经（脾、肝、肾）始，踝部以下有66个穴位。在中医看来，热水泡脚如同用艾条灸这些穴位一样，有推动血运、温煦脏腑、健身防病的功效。每天晚上用热水泡脚，可使全身血脉流通，有利于身心健康。

□动作详解

1.**按摩反射区**。按摩肾、输尿管、膀胱3个反射区，各3遍。

2.**按摩脚部**。按脚底、脚内侧、脚外侧、脚背。不宜用力过大，以被按摩处有酸痛感为宜。

3.**按摩时间**。要根据患者的病种、症情及其体质，掌握好按摩时间，一般对单一反射区的按摩时间为3～5分钟，但对肾、输尿管、膀胱反射区必须按摩达到5分钟，因为这种强度的按摩才可以加强泌尿系统的功能，把体内的有毒物质排出体外。脚部按摩的时间应控制在30～45分钟。

注意事项

◎“足浴”要求热水泡脚时间长些，必须感到全身热乎乎，额头有汗感。水温最好保持在60～70℃，开始时水温可在40～50℃，边泡边加些热水。热水漫过踝关节为宜，“足浴”一年四季均可进行，但以冬季为最好。

◎按摩力度要适度、均匀。所谓均匀，是指按摩力量要渐渐渗入，缓缓抬起，并有一定的节奏，不可忽快忽慢，时轻时重。而所谓适度，是指以按摩处有酸痛感，即以得气为原则。

足浴对身体大有裨益

第二节　增强养生操效果的小道具

经络穴位的治疗可以达到信手拈来皆治病的境界。在掌握了穴位的作用规律后再充分利用外物，防治疾病就更得心应手了。

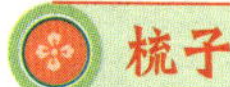

梳子

□卷发梳

卷发梳是女孩吹头发时所用的一种卷发的圆形梳。直径不要太小，大约5厘米最好。梳把要坚硬不易弯曲。卷发梳适合用来刺激身体的敏感部位，因为梳子齿一般较为圆润，不会刺破皮肤。

□扁平梳

扁平梳很适合运用在身体细小的地方，如指头与指头之间，或者手脚的骨与骨之间。

精油

在做保健养生操时，为了减少对皮肤的摩擦损伤，或者为了借助某些药物的辅助作用，可在按揉部位的皮肤上涂些液体、膏剂或撒些粉末，如滑石粉、红花油、冬青膏、葱姜水、薄荷水、精油等。精油包括单方精油和复方精油两大类，是纯天然植物提取物并结合现代科技精制而成，对细胞起修复作用，是改善亚健康状态的时尚享受法。使用精油：取适量精油于需要按揉的部位即可。

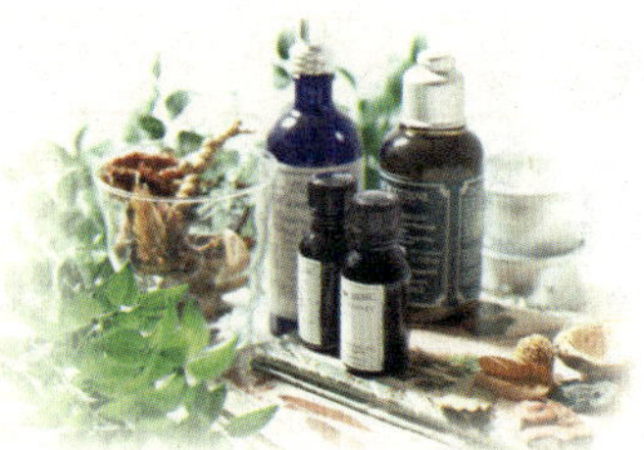

精油

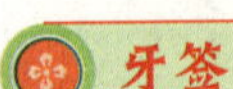

牙签

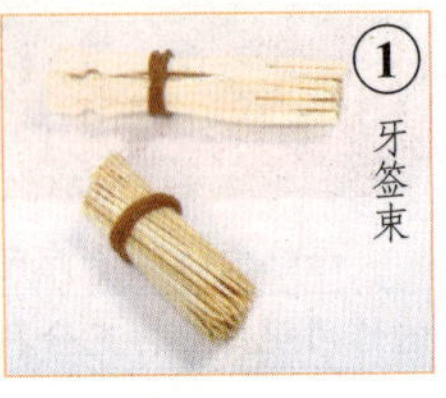

①牙签束

将牙签绑成一束，像梳子一样用来刺激穴位，也可将单根牙签分开刺激穴位（图①）。

圆珠笔、铅笔、钥匙

以手指做指压时，如果不能顺利施力，可利用圆珠笔、钥匙或铅笔等来刺激穴位。一般而言，圆珠笔和铅笔压住穴位部分的面积较广，刺激较缓和；钥匙压住穴位部分的面积较小，刺激较强。

木槌、木棍

将木棍用软布包住，同木槌一样，可以击打需要刺激的穴位，缓解疲劳，疏通筋骨。

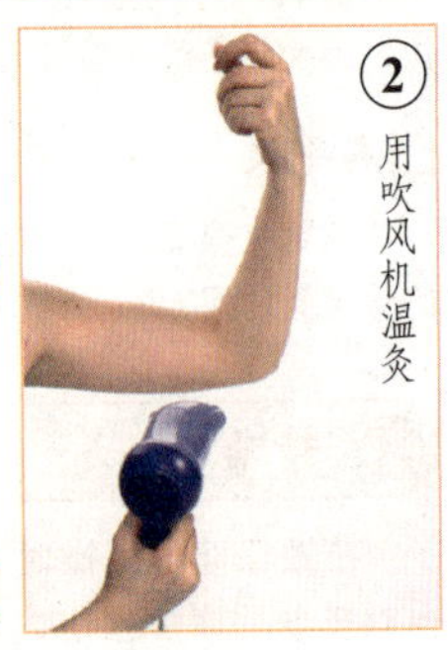

②用吹风机温灸

吹风机、热宝

喜欢灸术者，也可以用吹风机对准穴位吹，或用热宝温熨，借此刺激穴位（图②）。

球

软式的棒球，可用于脊椎骨两侧的穴位。仰卧，将球放在背部穴道的位置，借助身体的重量和软式棒球适度的弹性，穴位可获得充分的刺激。像高尔夫球那种硬球，可用于刺激脚底的穴位。坐在椅子上，将高尔夫球置于脚底并滚动它，对刺激涌泉穴等穴位十分有效。

戒指或指环、手链或脚链、项链

可利用戒指、项链及手链的坚硬突起部分按压颈周、手腕、脚腕及手指周围的穴位。